ROLAND LIEBSCHER-BRACHT | DR. MED. PETRA BRACHT

RÜCKEN & BANDSCHEIBEN

SCHMERZEN SELBST BEHANDELN

Rundrücken | Spinalkanalstenose | Gleitwirbel
Facettengelenksarthrose | Hexenschuss

THEORIE

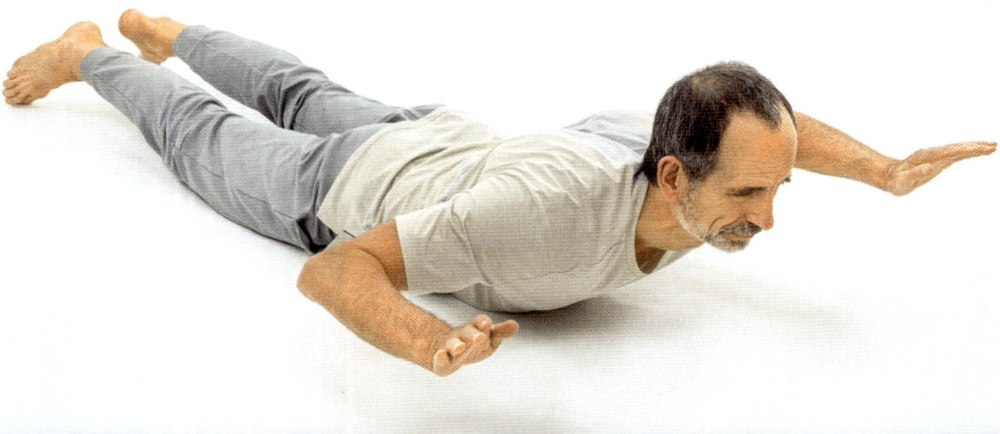

PRAXIS

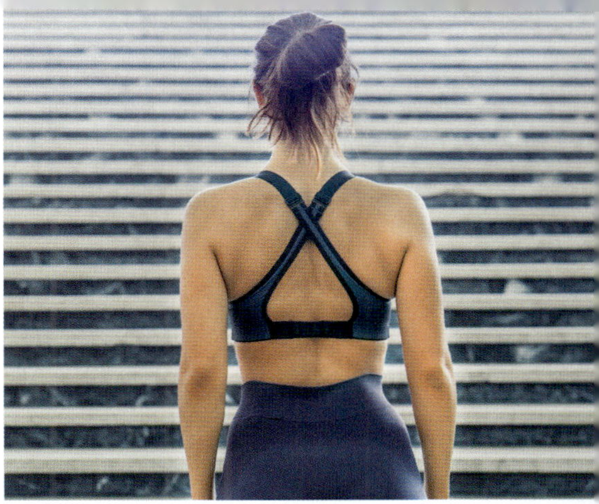

SERVICE

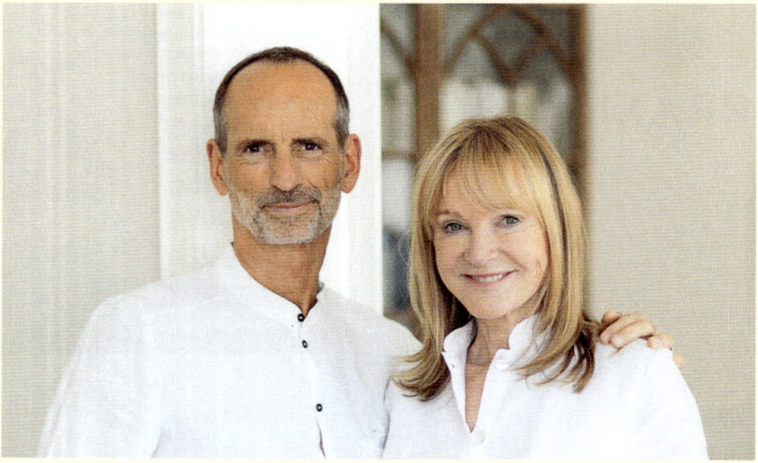

Wir wollen allen Menschen ein schmerzfreies und langes Leben in bester Gesundheit und voller Beweglichkeit ermöglichen. Dafür leben und arbeiten wir. Unser besonderes Anliegen dabei: den Menschen das Wissen zu vermitteln, wie sie sich selbst helfen können.

Roland Liebscher-Bracht
studierte Maschinenbau, trainierte und unterrichtete aber sein Leben lang asiatische Kampf- und Bewegungskunst. Das versetzte ihn in die Lage, zusammen mit seiner Frau eine völlig neue, hochwirksame Schmerztherapie zu entwickeln. Seit 2007 bilden sie Ärzte, Heilpraktiker und Physiotherapeuten in dieser Liebscher & Bracht-Schmerztherapie aus. Mittlerweile behandeln über 3500 Partner-Therapeuten in Deutschland, Österreich und der Schweiz nach ihrer Methode.

Dr. med. Petra Bracht
ist Ärztin für Allgemeinmedizin und Naturheilverfahren. Sie arbeitet seit über 30 Jahren als Ernährungs- und Orthomolekularmedizinerin und führt ihr privatärztliches Liebscher & Bracht Gesundheitszentrum in Bad Homburg. Oberstes Ziel ihrer Behandlung ist es, die gewaltigen Selbstheilungsmechanismen zu aktivieren, die jedem Menschen innewohnen. Die größte Wirkung erzielt sie mit der Optimierung der Ernährungs- und Bewegungsgewohnheiten ihrer Patienten.

GUTE AUSSICHTEN!

Sehr viele Menschen leiden unter Rückenschmerzen und die bleiben oft auch, nachdem der Rücken operiert wurde. Ein Rücken, der den Dienst versagt, schränkt aber nicht nur die Lebensqualität massiv ein und lässt Sie leiden, sondern wird – vor allem bei Älteren – zu einem lebensbedrohlichen Problem, da der Stoffwechsel umso schwächer wird, je weniger man sich bewegen kann. Grund genug, die Schmerzen schnellstmöglich anzugehen.
Die gute Nachricht: Sie halten die Lösung des Problems in Händen. Denn Rückenschmerzen entstehen ganz anders, als gemeinhin vermutet. Das Wissen um die wirkliche Ursache – unbewusst »antrainierte« Verkürzungen und Verspannungen der Muskeln und Faszien – ist die Grundlage dafür, diese Schmerzen dauerhaft zu beseitigen, sie praktisch abzuschaffen – bei Ihnen persönlich und in der Gesellschaft. Entscheidend ist, ungünstige Alltagshaltungen und ungenutzte Bewegungswinkel, wie Sitzen oder Schlafen mit angewinkelten Knien, seltenes Überstrecken oder Drehen, aktiv auszugleichen. Das tun die wenigsten und deshalb haben so viele Rücken keine Chance, ein Leben lang schmerz- und verschleißfrei zu bleiben.
Nach der Lektüre dieses Buches, wissen Sie nicht nur wie Rückenbeschwerden entstehen, sondern auch, was Sie tun können, damit Ihr Rücken wieder schmerzfrei wird – egal ob die Bandscheiben geschädigt sind oder nicht.
Sie lernen die Selbstbehandlung mittels Light-Osteopressur, speziellen therapeutischen Körperübungen und Faszien-Rollmassage kennen. Wir haben dafür extra Hilfsmittel entwickelt, die es Ihnen so leicht wie möglich machen.

Wir wünschen Ihnen viel Erfolg und Freude an Ihrer Schmerzfreiheit und an der neuen Beweglichkeit!

Dr. Petra Bracht   Roland Liebscher-Bracht

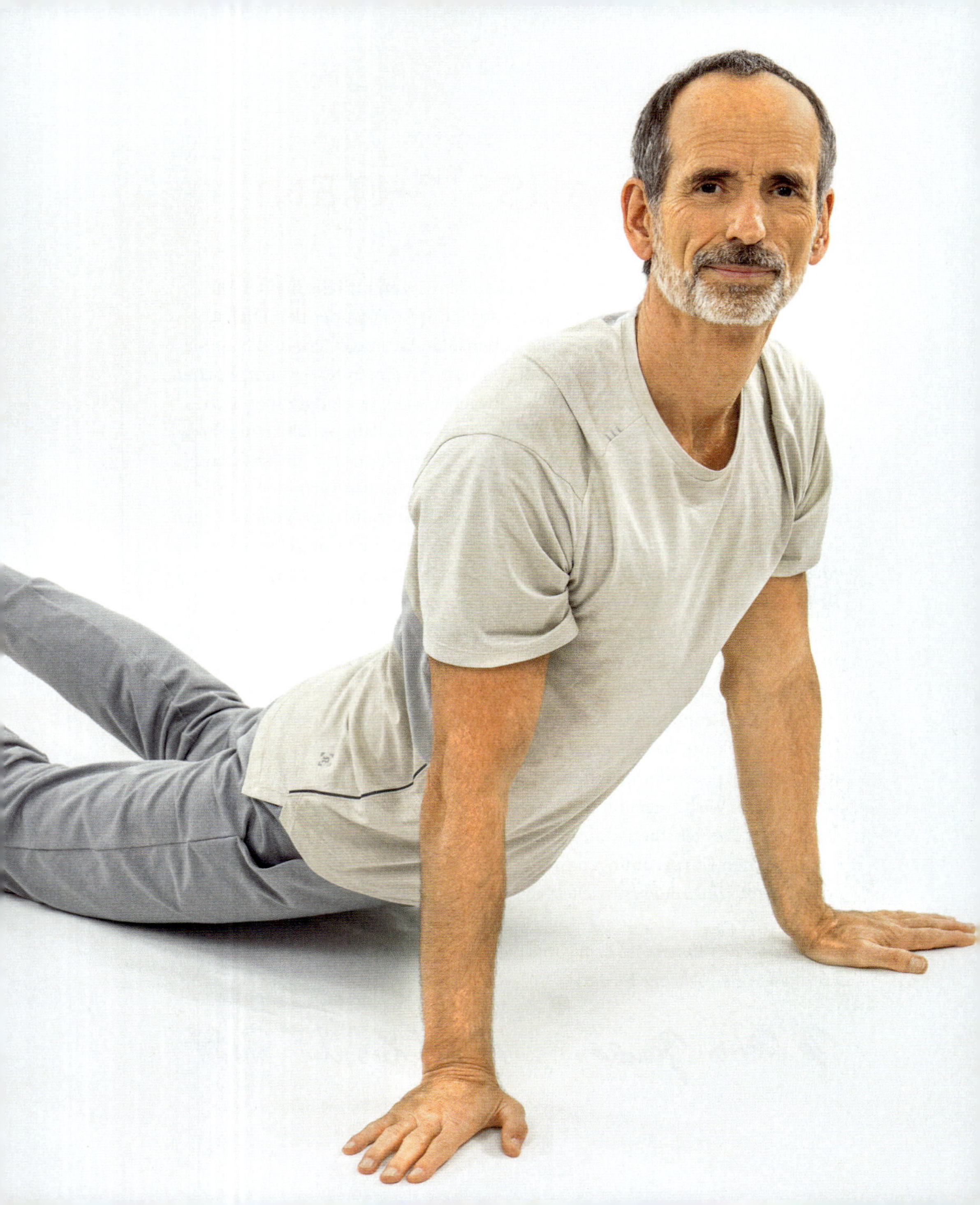

ENDLICH WIEDER SCHMERZFREI!

Egal, ob Sie schon jahrelang an Rückenschmerzen leiden oder Sie diese Beschwerden erst seit gestern quälen, ob Ischias oder ein Bandscheibenvorfall diagnostiziert wurde – wir wissen, dass Sie eine gute Chance haben.

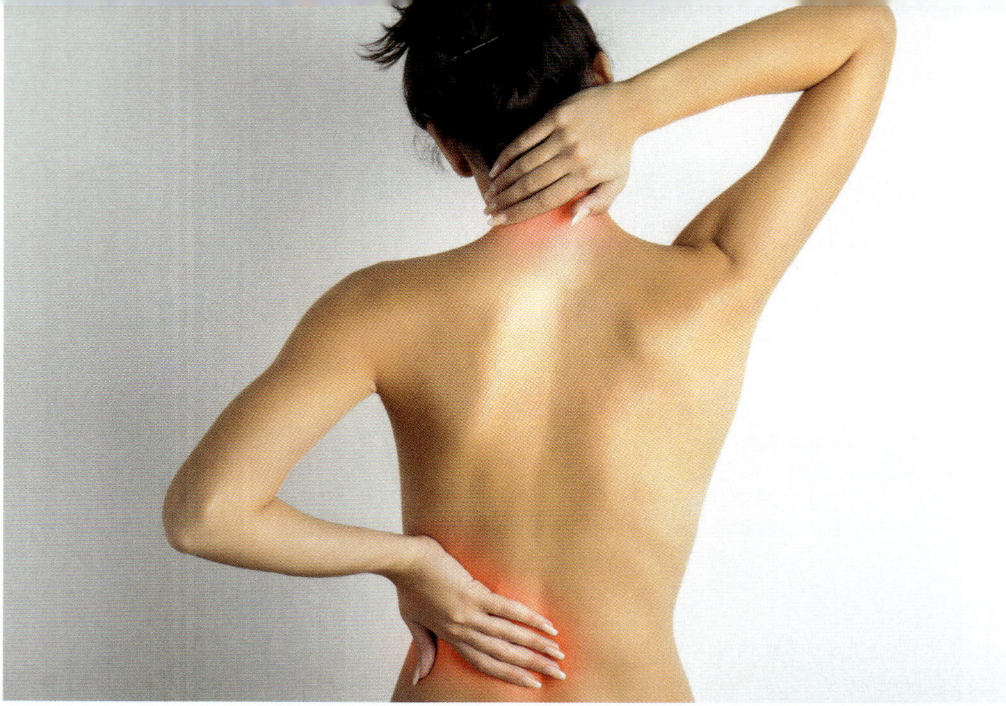

VOLKSKRANKHEIT RÜCKEN

Mehr Menschen als je zuvor leiden heutzutage unter ihrem Rücken.[1] Damit sind Rückenschmerzen längst Volkskrankheit Nummer 1 geworden – weit vor Herz-Kreislauf-Erkrankungen, Übergewicht, Diabetes oder Krebs. 75 Prozent der Arbeitnehmerinnen und -nehmer geben an, unter Rückenschmerzen zu leiden, jeder siebte von ihnen sogar chronisch.[2] Das bleibt nicht ohne Folgen: Nahezu jeder zehnte Krankheitstag ist mittlerweile den Rückenschmerzen geschuldet[3] – und somit stellen diese nicht nur für den Einzelnen ein Problem dar, sondern auch für die Volkswirtschaft: 50 Milliarden, das entspricht zwei Prozent des Bruttoinlandprodukts, gehen auf das Kapital von Rückenschmerzen.[4] Und die Zahl steigt stetig weiter. 2003 klagten noch »nur« etwas über die Hälfte der Beschäftigten einmal jährlich über Schmerzen im Rücken, 2017 waren es schon drei Viertel. In nicht einmal zehn Jahren stieg die Zahl der stationären Behandlungen um 80 Prozent, die der Notfallaufnahmen im Verhältnis zu den stationären um 160 Prozent.[5] Und auch die Zahl der Rücken-OPs nimmt konstant zu.[6]

Die Zahlen zeigen: Rückenschmerzen sind bei Weitem kein Problem der Alten und der hart körperlich Arbeitenden. Die ganze Gesellschaft leidet mittlerweile an ihnen, in zunehmendem Maße sogar Kinder und Jugendliche. Und was tut die herkömmliche Medizin dagegen? Sie scheitert!

Ursachenfindung? Fehlanzeige – ebenso wie die Behandlung mit herkömmlichen Mitteln durch Schulmedizin, Naturheilkunde, Physiotherapie und andere manuelle Therapien.

Nur in einem sind sich Ärzte und Therapeuten einig: Fast immer lässt sich nicht sagen, woher die Schmerzen kommen und wie man sie behandeln kann, um dauerhafte Schmerzfreiheit zu erlangen. Und so ist der letzte Schritt nicht selten eine Operation an der Wirbelsäule – und das, obwohl dieser schwerwiegende Eingriff keinesfalls automatisch Besserung garantiert, dafür aber erhebliche Risiken birgt.

Was die Präventionsmaßnahmen betrifft, sieht es auch nicht rosiger aus: Weder Rückenschulen noch Wirbelsäulengymnastik verbessern die Zahlen, da können die Krankenkassen noch so vielfältige Programme anbieten. Im Gegenteil: Wie es aussieht, verschlechtern diese die Situation eher noch.[7]

Gehören Schmerzen also einfach zum Leben dazu, wie der ärztliche Leiter des Schmerzzentrums Berlin Jan-Peter Jansen Anfang 2018 in einem Zeit-Interview erklärte?[8] So viel schon vorweg: In den allermeisten Fällen lautet die Antwort darauf ganz klar: Nein!

HERKÖMMLICHE BETRACHTUNGSWEISEN

Herkömmliche Ärzte nehmen bei der Diagnose die Unterscheidung in spezifische und unspezifische Rückenschmerzen vor:

- **Spezifische Rückenschmerzen** haben eine scheinbar klare Ursache. Das bedeutet, sie resultieren zum Beispiel aus Stürzen, Unfällen, organischen oder strukturellen Veränderungen wie Bandscheibenvorfällen, Facettengelenksarthrose, Spinalkanalstenose.
- **Unspezifische Rückenschmerzen** haben keine strukturelle Ursache. Auf einem Röntgenbild oder MRT erkennt der Arzt (meist ein Orthopäde) keine Anzeichen einer Schädigung. Oft verschwinden unspezifische Rückenschmerzen nach einiger Zeit von selbst wieder.

Selbstverständlich kann es durch einen Sturz oder Unfall unter anderem zu Knochenbrüchen kommen. Organische Veränderungen können durch Erkrankungen wie Krebs verursacht werden. Lassen Sie diese Ursachen bitte durch eine umfassende Untersuchung

ausschließen, wenn Sie oft und/oder zunehmend unter Rückenschmerzen leiden.
In 85 bis 90 Prozent aller Fälle liegt den Beschwerden jedoch kein Unfall und keine Krankheit zugrunde, sondern es handelt sich um die eben genannten unspezifischen Rückenschmerzen.[9] Als Gründe für diese Art von Rückenschmerzen gelten gemeinhin unter anderem Muskelverspannungen oder Fehlhaltungen beziehungsweise Reizung der Muskulatur. Sie sollen den Verlauf von Rückenbeschwerden beeinflussen, ohne dass deren Ursachen hinterfragt oder bei der Therapie Beachtung finden.

Akut oder chronisch?

Die konventionelle Medizin teilt Rückenschmerzen nicht nur in spezifische und unspezifische ein, sondern unterscheidet sie darüber hinaus auch noch je nach ihrer jeweiligen Schmerzdauer in drei Kategorien:

- **Akute Rückenschmerzen** dauern weniger als sechs Wochen. Sie treten entweder erstmalig oder nach sechs schmerzfreien Monaten auf und können spezifisch oder unspezifisch sein.
- **Subakute Rückenschmerzen** erstrecken sich über einen Zeitraum von sechs bis zwölf Wochen.
- **Chronische Rückenschmerzen** bezeichnen Schmerzen, die länger als zwölf Wochen oder sogar mehrere Jahre andauern. Unterschieden wird hierbei außerdem in chronisch anhaltende und chronisch wiederkehrende Schmerzen. Mediziner sprechen von einer Chronifizierung mit Ausbildung eines »Schmerzgedächtnisses«. Die Stärke der Schmerzen variiert.

So viel vorweg: Weder bei spezifischen noch bei unspezifischen Rückenschmerzen hat die herkömmliche Medizin bisher wirkungsvolle Strategien entwickeln können. Dies gilt insbesondere auch für Bandscheibenvorfälle, Gleitwirbel und so weiter. Auch diese herkömmlich als »sichere« Ursachen eingeschätzten Schädigungen haben in den meisten Fällen mit den Rückenschmerzen nichts zu tun. Unsere Erfahrungen und das daraus entstandene Schmerzentstehungsmodell zeigen und begründen, dass man sie, egal ob spezifisch oder unspezifisch, in fast allen Fällen sehr wohl erfolgreich behandeln und eine vollkommene Schmerzfreiheit erlangen kann. Mehr dazu später.

ANGEBLICHE URSACHEN FÜR RÜCKENSCHMERZEN

Was die Ursachen von Schmerzen betrifft, gibt es bei herkömmlichen Ärzten und Physiotherapeuten viele Ungereimtheiten und Widersprüche. Doch anstatt gängige Theorien einfach einmal infrage zu stellen, bleibt man bei den gewohnten herkömmlichen Erklärungen und Vorgehensweisen. Entsprechend hat man auch bei Rückenschmerzen schnell die üblichen Verdächtigen festgemacht.

Schäden an der Wirbelsäule

Egal, ob Bandscheibenvorfälle, Vorwölbungen, Spinalkanalstenosen oder ähnliche Beschädigungen: Herkömmliche Ärzte gehen davon aus, dass mit solchen Beschädigungen der Wirbelsäule auf jeden Fall Schmerzen einhergehen. Selbst wenn der Rücken an einer ganz anderen Stelle wehtut, heißt es nur lapidar: »Das strahlt halt aus.« Auch dass die Schmerzen mal mehr, mal weniger stark sind oder nach einer Weile sogar wieder ganz verschwinden, scheint bei dieser Diagnose keine Rolle zu spielen – genauso wenig wie die Tatsache, dass die Schmerzen oft sogar nach einer Operation wieder auftauchen. Wie kann das sein, wenn die Ursache doch angeblich »wegoperiert« wurde?

Erbanlagen

»Ihre Eltern hatten Rückenschmerzen? Na, dann ist es ja kein Wunder, dass Sie auch darunter leiden.« Hat das auch schon einmal ein Arzt zu Ihnen gesagt? Damit irrt er sich leider. Denn die Epigenetik weiß heute, dass die genetische Veranlagung weit weniger für Krankheiten verantwortlich ist als gedacht. Maximal fünf Prozent beträgt die Wahrscheinlichkeit, die gleiche Krankheit zu erleiden wie die Eltern.[10] Deutlich größer ist dagegen der Einfluss des Lebensstils. Denn unsere Lebensführung vermag offensichtlich bestimmte Gene an- und abzuschalten. Damit lösen sie bestimmte Krankheiten aus, können genauso aber auch die Gesundheit fördern.

Alter

»Das ist in unserem Alter doch ganz normal.« Den Satz kennen Sie auch? Aber nein: Das ist es eben nicht. Sprüche wie dieser mögen vielleicht tröstend gemeint sein, wenn keine Behandlung anschlägt. Richtig aber sind sie nicht. Zum einen gibt es nämlich Menschen, die bis ins hohe Alter schmerzfrei bleiben, zum andern klagen immer öfter immer jüngere Patienten über Rückenschmerzen.

Übergewicht

Ja, überflüssige Pfunde abzubauen ist gut für die Gesundheit. Das unterschreiben wir voll und ganz. Aber dass Übergewicht verantwortlich ist für Rückenschmerzen, weil der Rücken der Last nicht gewachsen ist, zählt genauso zu den Medizinmärchen wie die Sache mit dem Alter. Es lässt sich kein zwingender Zusammenhang zwischen einem zu hohen Körpergewicht und Rückenschmerzen feststellen. Es gibt Übergewichtige ohne Rückenschmerzen und sehr dünne Menschen, denen das Kreuz wehtut.

Psyche

Weil sich in vielen Fällen keine körperliche Ursachen für Schmerzen festmachen lassen, kam man irgendwann zu dem Schluss, dass dann eben ein Trauma, Schwierigkeiten in der Partnerschaft oder im Beruf oder irgendein anderes psychisches Problem die Schmerzen verursachen müsste und nur ein Psychologe oder Psychotherapeut helfen könnte.

In den 1990er-Jahren wurde sogar ein ganz neues Krankheitsbild erdacht: die Fibromyalgie. Der Patient oder die Patientin leidet an Schmerzen, die sich nicht erklären lassen und die nach der herkömmlichen Medizin leider auch nicht heilbar sind, sondern nur gelindert werden können. Damit wurde Schmerz zu einem eigenständigen Krankheitsbild, für das man keine Ursachen mehr suchen muss. Die Diagnose des Arztes lautet dann nämlich einfach: schmerzkrank.
Infolge von Schmerzen, die sich mit den herkömmlichen Methoden nicht erklären lassen, entstand auch die Theorie, dass sich Schmerz verselbstständigen und im Gehirn festsetzen kann. Das sogenannte Schmerzgedächtnis mache betroffene Menschen empfänglicher für Schmerzempfindungen, heißt es. Evolutionstechnisch gesehen macht das jedoch überhaupt keinen Sinn. Schmerz hat immer einen Grund (**siehe Seite 26 ff.**). Warum also sollte er ohne diesen Grund dauerhaft anhalten? Und warum entwickelt nicht jeder Mensch, der schon einmal Schmerzen hatte, ein Schmerzgedächtnis?

DIE ÜBLICHEN BEHANDLUNGSWEGE

So uneins sich die herkömmliche Medizin in Sachen Ursachenforschung ist, so unergiebig ist sie auch in der Behandlung von Rückenschmerzen. Trotz immer neuer Techniken und Operationsmethoden bekommt sie das Problem einfach nicht in den Griff. Im Gegenteil: Es wird immer schlimmer.
Obwohl zur Diagnostik neben einer allgemeinen klinischen Untersuchung oft bildgebende Verfahren wie Röntgen, bei konkreten Verdachtsfällen auch Computertomografie (CT) und Magnetresonanztomografie (MRT) zum Einsatz kommen, lässt sich nicht immer irgendetwas entdecken – und sei es auch nur eine Kleinigkeit. Was die Schmerzen letztendlich verursacht, bleibt fast immer im Dunkeln: 80 bis 90 Prozent der Rückenschmerzen sind unspezifisch. Eine australische Studie spricht sogar von 99 Prozent. Das heißt, es lassen sich keine Schädigungen nachweisen, die die Schmerzen verursachen.[11]
Entsprechend unspezifisch ist auch die übliche Behandlung. Es gibt keine herkömmliche medizinische Strategie, die Schmerzen zielstrebig und nachhaltig beseitigt beziehungweise zeigt, wie sie sich vorbeugend vermeiden lassen.
Um dem Schmerz trotzdem Herr zu werden, versucht die herkömmliche Medizin fehlende Qualität durch Quantität aufzuwiegen. Orthopäden, Neurologen, Internisten, Sport- und Umweltmediziner, Physiotherapeuten und andere Manualtherapeuten, Akupunkteure und viele andere mehr versuchen, durch Vielfalt die scheinbar multiplen Ursachen für die Rückenschmerzen anzugehen. In diesem multimodalen medizinisch-physiotherapeutischen Modell werden alle möglichen Methoden angewendet, in der Hoffnung, die Schmerzen

würden irgendwann nachlassen. Das Spektrum der herkömmlichen Behandlungsmöglichkeiten ist somit je nach Krankheitsbild noch vielfältiger als die Diagnostik: Massage, Physiotherapie, Bandagen, Chiropraktik, Osteopathie, Bewegungstherapie oder Wirbelsäulengymnastik sind nur einige davon. Wir möchten an dieser Stelle die gängigsten konventionellen Behandlungen kurz vorstellen.

Spritzen und Schmerzmittel

Schmerzmittel, ob gespritzt oder oral eingenommen, sind bei der Beseitigung von Rückenschmerzen und für die Muskelentspannung oft das Mittel der Wahl. Allerdings haben sie zahlreiche Nebenwirkungen und bekämpfen lediglich die Symptome, nicht aber die Ursache.

Wenn Ihre Schwester heiratet, Ihre Oma 90 wird oder Sie eine wichtige Konferenz haben, spricht nichts gegen die Einnahme von schmerzstillenden Medikamenten, um diesen Termin zu überstehen. Es sollte aber bei der einmaligen Anwendung bleiben und nicht in eine dauerhafte Therapie münden – allein schon wegen der Nebenwirkungen.

Genau das passiert jedoch, wenn Patienten rezeptfreie Präparate über einen viel zu langen Zeitraum einnehmen. Letztlich kann das Unterdrücken der Schmerzbotschaft Bandscheibenvorfälle begünstigen, da gefährdende Bewegungen nicht mehr durch den Schmerzalarm unterbunden werden.[12]

Schmerzmittel beenden das Problem nicht, sondern verschlimmern es eher. Das ist umso bedenklicher, weil insgesamt knapp die Hälfte aller Schmerzmittel in der Apotheke ohne ein Rezept gekauft werden.

Operation

Lange herrschte in der herkömmlichen Medizin die Theorie: Weh tut, was kaputt ist. Demzufolge müsse dort, wo es ginge, repariert werden, um den Schmerz zu beheben – und wo eine Reparatur nicht (mehr) möglich wäre, müsse das »kaputte« Teil eben entfernt werden, damit es nicht mehr wehtut.

Eins vorab: Es gibt selbstverständlich Operationen, die sinnvoll und notwendig sind. In sehr vielen Fällen ist das aber nicht der Fall. So bezeichnet beispielsweise die Techniker Krankenkasse acht von zehn Rückenoperationen als überflüssig.[13] Dazu kommt, dass das schmerzfreie Ergebnis einer Operation oft nicht von langer Dauer ist. Laut einer Studie liegt die Erfolgsquote bei gerade einmal etwa 35 Prozent.[14] Das bedeutet, dass rund zwei Drittel der Patienten nach der Operation zwar vielleicht einige Zeit schmerzfrei sind. Früher oder später kehren die Schmerzen jedoch zurück. Ganz offensichtlich bleibt also die eigentliche Ursache in den meisten Fällen weiterhin bestehen. Dennoch nehmen Krankenhausaufenthalte aufgrund von Rückenschmerzen deutlich zu – genauso wie sich auch die Zahl vollstationärer Aufenthalte in einer Klinik, ohne die Durchführung einer Operation, erhöht.[15] Dabei lassen sich Operationen so gut wie immer vermeiden. Denn der Körper kann sich in sehr vielen Fällen selbst reparieren und seine volle Leistungsfähigkeit wiederherstellen.

Wärme

Patienten bekommen von ihrem Orthopäden oft empfohlen, ihre Rückenschmerzen mit Wärme zu therapieren. Und tatsächlich: Wärme ist bei Muskelverspannungen auf jeden Fall angenehm. Daher spricht erst einmal nichts gegen eine Wärmebehandlung als Entspannungsverfahren. Sie sollten aber bedenken, dass diese nur einen kurzzeitigen Effekt hat. Sie wirkt schmerzlindernd, weil sie die Spannung der Muskeln und Faszien senkt. Allerdings handelt es sich dabei nicht um eine ursächliche Vorgehensweise mit Langzeitwirkung. Unser Tipp lautet daher: Wenn Sie merken, dass Ihnen Wärme guttut, wenden Sie sie an. Nehmen Sie vielleicht ein heißes Bad, um sich zu entspannen, oder gönnen Sie sich ein Wärmepflaster. Für eine dauerhafte, echte Schmerzfreiheit verbinden Sie die Wärmeanwendung einfach mit unseren Übungen (**siehe Seite 46 ff.**), denn nur diese sorgen dafür. Das ist das biologische Grundgesetz.

Wärme, zum Beispiel ein Wannenbad, entspannt kurzfristig, hilft aber nicht dauerhaft gegen Schmerzen.

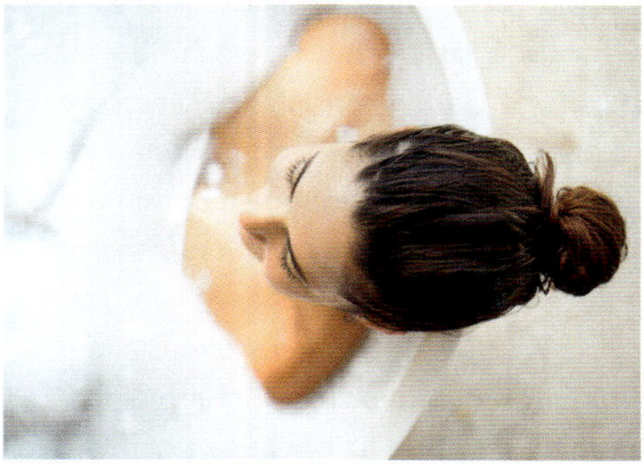

Akupunktur

Ähnlich wie mit Wärme verhält es sich mit Akupunktur. Unserer Erfahrung nach kann sie für eine gewisse Zeit eine Besserung der Beschwerden bewirken. Oft wirkt sie aber nicht oder die Schmerzen kommen zurück. Daher empfehlen wir auch hier, sie mit unseren Dehnübungen von **Seite 74 ff.** zu kombinieren.

Rückenschule

»Klassische« Rückenschulen trainieren die Rumpfmuskulatur, also die Rücken-, Bauch- und Brustmuskeln. Dadurch verstärken sie allerdings nur die Zugkräfte nach vorn und nach hinten. Die Auswertung einer über zehnjährigen europäischen Studie zeigt, dass Rückenschulen oft nicht den gewünschten Erfolg bringen und nicht in der Lage sind, akute oder chronische Rückenschmerzen dauerhaft zu lindern, sondern sogar eine Tendenz zur Verschlimmerung besteht. Ein Nutzen von Rückenschulen, so das Fazit, sei somit nicht nachweisbar.[16]
Um Ihre Rückenschmerzen effektiv zu bekämpfen, sollten Sie die nach vorn ziehenden Kräfte beseitigen und nicht überhöhte Kraft gegen überhöhte Kraft wirken lassen.

Krafttraining

»Sie müssen Ihre Rücken- und Bauchmuskulatur stärken!« Solche Sätze hören Patienten mit Rückenschmerzen häufig. Doch durch herkömmliches Krafttraining verstärkt sich der Druck auf die Wirbelsäule und damit die Bandscheiben nur noch mehr.

Stufenlagerung

Als schnelle Maßnahme bei akuten Rückenschmerzen wird oft die sogenannte Stufenlagerung empfohlen: Man liegt dabei auf dem Rücken, hat die Beine angewinkelt und legt sie in einer 90-Grad-Haltung auf dem Sofa, einem Hocker oder Ähnlichem ab.
In dieser Schonhaltung sind Sie zwar tatsächlich oft schmerzfreier. Doch sobald Sie sich wieder aufrichten, kehrt der Schmerz zurück. Dauerhaft wirksam ist also auch diese Behandlungsmethode nicht. Im Gegenteil verschlimmert sie die Situation immer weiter, da die Stufenlagerung die Verkürzung der Muskeln und Faszien an der Front noch steigert – in dieser Position sitzt man nämlich auf dem Rücken liegend.
Wie es aussieht, bekommen weder herkömmliche Mediziner noch Schmerztherapeuten noch Schmerzkliniken die immer mehr ausufernden Rückenschmerzen wirklich in den Griff. Das Schlimmste daran: Wenn keine der Bemühungen fruchtet, schiebt man den Patien aufs »Abstellgleis«. Er gilt dann als austherapiert und muss lernen, mit den Schmerzen zu leben. In unseren Augen ist das eine klare Bankrotterklärung. Denn es gibt durchaus wirksame Wege, sich von Rückenschmerzen zu befreien und ihnen vorzubeugen – und das ganz ohne Schmerzmittel. Neun von zehn Patienten leiden völlig umsonst.
Dass die herkömmlichen Erklärungsversuche nicht greifen und Behandlungsmethoden bei Rückenschmerzen nicht langfristig wirksam sind, ist für uns ein deutliches Anzeichen dafür, dass die gängige Theorie der Schmerzentstehung grundlegend falsch sein könnte.
Die herkömmliche medizinische Lehrmeinung geht davon aus, dass die unterschiedlichen Arten von Rückenschmerzen und die Körperstellen, an denen sie auftreten, von verschiedensten Schädigungen in und um die Wirbelsäule verursacht werden. Als grundlegend wichtig für die Therapie gilt daher, die genaue Schädigung zu diagnostizieren, wozu die Struktur mit den verschiedenen bildgebenden Verfahren so genau wie möglich untersucht wird. Leider aber muss dabei immer wieder festgestellt werden, dass die Art der Schmerzen nicht mit den Ergebnissen dieser bildgebenden Verfahren in Einklang zu bringen ist. Eins nämlich wird auf diesen Bildern nicht sichtbar und daher schlichtweg »übersehen«: die Spannung der Muskeln und Faszien. Und deshalb spielen genau diese Spannungen in der medizinischen Ursachensuche so gut wie keine Rolle. Dabei sind gerade sie der Schlüssel zur erfolgreichen Behandlung von Rückenschmerzen, wie Sie im Verlauf des Buches immer klarer erkennen werden.

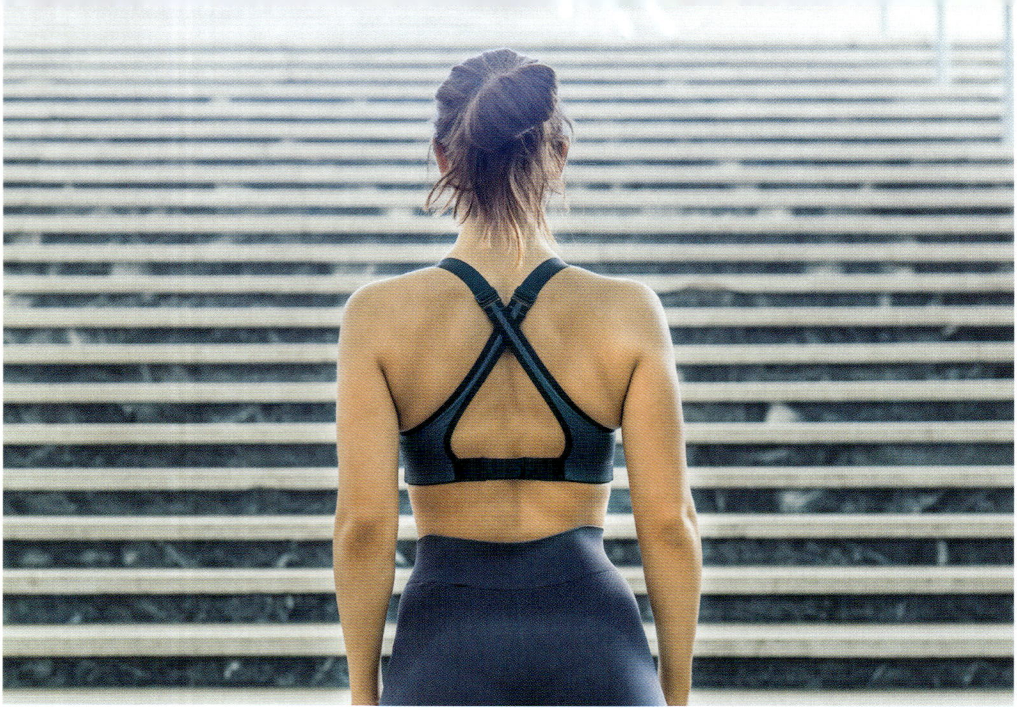

DAS SYSTEM RÜCKEN

Wirbelsäule, Bandscheiben, Muskeln … Von den unterschiedlichen Bauteilen des Rückens haben wir alle schon gehört. Aber wie genau spielen sie eigentlich zusammen? Wie funktioniert unser Rücken ganz konkret? Eins steht jedenfalls fest: Er ist ein äußerst ausgeklügeltes System, das aber überraschend einfach ein ganzes langes Leben gesund und funktionsfähig bleiben kann, wenn man weiß, wie.

DIE WIRBELSÄULE

Die Wirbelsäule mit ihrer charakteristischen doppelten S-Form ist das zentrale Element unseres Bewegungsapparats. Sie trägt Rücken und Kopf, ermöglicht uns vielfältige Bewegungen und verleiht uns gleichzeitig enorme Stabilität.
Die Wirbelsäule besteht aus 24 knöchernen freien Wirbeln und wird unterteilt in Halswir-

belsäule (sieben Wirbel), Brustwirbelsäule (zwölf Wirbel) und Lendenwirbelsäule (fünf Wirbel). Dazu kommen Kreuzbein und Steißbein, deren Wirbel miteinander verschmolzen sind und deshalb nicht zu den 24 freien Wirbeln zählen. Das Kreuzbein besteht aus fünf miteinander verwachsenen Wirbeln, das nach vorne gebogene Steißbein aus drei bis fünf Wirbeln. Sie bilden den untersten Teil der Wirbelsäule.

Die Wirbel

Die Wirbel können nach Form und Größe differenziert werden:

- Richtung Lendenwirbelsäule sind die Wirbel größer als im oberen Teil der Wirbelsäule.
- In der Halswirbelsäule sind sie am kleinsten, da sie nur das Gewicht unseres Kopfes tragen müssen.
- Die ersten beiden Wirbel der Halswirbelsäule unterscheiden sich in ihrer Form nochmals von allen anderen: Der Atlas (C1/erster Wirbel der Halswirbelsäule) sieht aus wie ein knöcherner Ring. Der Axis (C2/zweiter Wirbel der Halswirbelsäule) unterscheidet sich von anderen Wirbeln durch einen Knochenfortsatz, der in den Atlas ragt.

Alle Wirbel bestehen aus einem Wirbelkörper und einem Wirbelbogen. Der Hohlraum dazwischen dient als Wirbelkanal, dort liegt das Rückenmark, das unter anderem die Befehle für unsere Bewegungen erteilt.

Vom Rückenmark zweigen Spinalnervenwurzeln ab. Diese Nervenwurzeln sind paarweise angeordnet, bestehen aus Nervenfasern und vermitteln die Informationen zwischen dem zentralen Nervensystem (Gehirn und Rückenmark) und dem peripheren Nervensystem (außerhalb von Gehirn und Rückenmark).

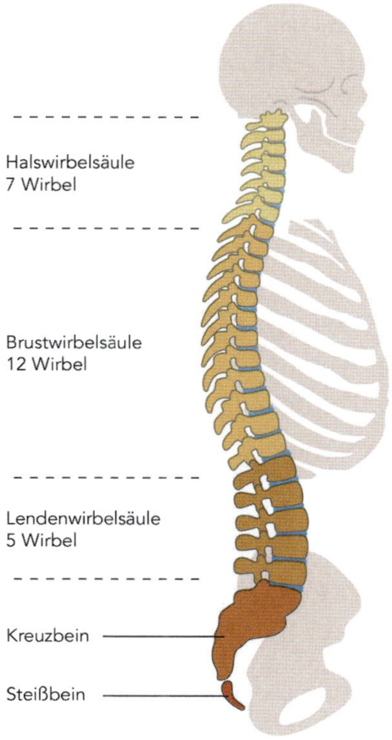

Die unterschiedlichen Bereiche der Wirbelsäule.

Die Wirbel haben jeweils

- einen Dornfortsatz,
- zwei Querfortsätze sowie
- vier Gelenkfortsätze. Zwei befinden sich oben und zwei unten am Wirbel.

Die Dornfortsätze können Sie bei Betrachtung der Wirbelsäule sehen und auch ertasten. Vor allem der Dornfortsatz des siebten Halswirbels sticht hervor und lässt sich leicht erkennen.

An Dorn- und Querfortsätzen setzen Bänder, Sehnen und Muskeln an. Zwischen den Gelenkfortsätzen und hinter den Bandscheiben befinden sich die Facettengelenke (Wirbelbogengelenke). Sie sind paarweise angeordnet und stellen, neben den Bandscheiben und Bändern, die Verbindung zwischen den einzelnen Wirbelkörpern dar. Die Facettengelenke ermöglichen das Beugen der Wirbelsäule nach vorn und nach hinten, die seitliche Neigung sowie die Rotation. Gleichzeitig verleihen sie uns Stabilität. Je nach Abschnitt der Wirbelsäule unterscheidet sich ihre Stellung voneinander, daher sind in Hals-, Brust- und Lendenwirbelsäule jeweils spezifische Bewegungen möglich. Die Beweglichkeit der Halswirbelsäule ist am höchsten. In der Brustwirbelsäule ist die Seitenneigung, in der Lendenwirbelsäule die Rotation eingeschränkt.

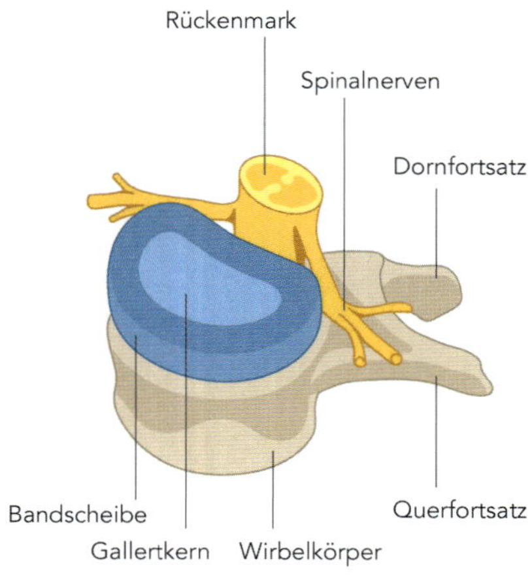

Aufbau der 24 freien Wirbel: Gut geschützt verläuft im Wirbelkanal das Rückenmark.

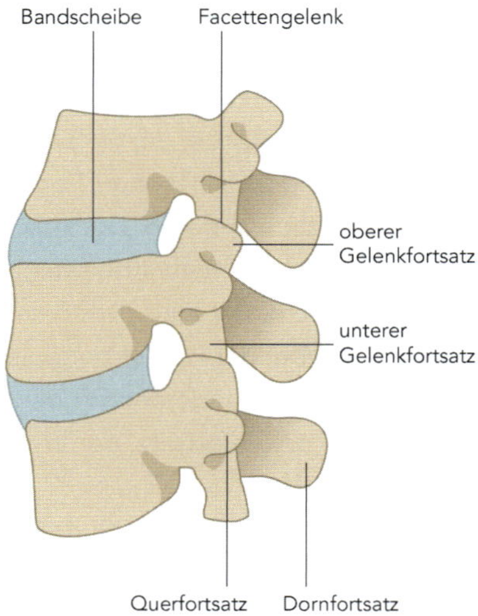

Die Bandscheiben liegen wie Stoßdämpfer zwischen den einzelnen Wirbeln und verbinden sie miteinander.

Die Bandscheiben

Die flexible Verbindung zwischen den einzelnen Wirbelkörpern bilden die Bandscheiben. Damit sie nicht verrutschen, sind sie jeweils mit der Knochenhaut des darüber- und darunterliegenden Wirbels fest verwachsen.
Jede Bandscheibe besteht aus einem Faserring und einem gelartigen Kern. Dadurch wirken sie wie ein Puffer für die Wirbelsäule und dämpfen Stöße ab.
Um Abfallstoffe abzutransportieren und sich mit Nährstoffen zu versorgen – und so ihre Aufgabe optimal zu erfüllen –, benötigen unsere Bandscheiben Bewegung. Das bedeutet, sie müssen regelmäßig gedrückt und entlastet werden. Sie können sich die Bandscheiben nämlich wie einen Schwamm vorstellen: Wird dieser zusammengedrückt, kommt die Flüssigkeit aus ihm heraus. Lässt man los, saugt er sich wieder mit Flüssigkeit voll. Genau das passiert in den Bandscheiben, wenn Sie Ihren Rumpf drehen und krümmen. Bewegen Sie sich dagegen zu einseitig und sitzen Sie die meiste Zeit des Tages, drücken Sie Ihre Bandscheiben vorn zwar die ganze Zeit über zusammen, entlasten sie aber im Gegenzug viel zu wenig. Dadurch »verhungern« sie regelrecht, weil sie keine frischen Nährstoffe mehr erhalten. Das Ungleichgewicht der Kräfte kann zudem die Bandscheiben verformen – es kommt zu einer sogenannten Vorwölbung. Durch eine stark ansteigende Krafteinwirkung können die Seitenwände der Bandscheiben sogar so sehr gedehnt werden, dass sie reißen und es zu einem Bandscheibenvorfall kommt.
Vorwölbung und Vorfall werden in der herkömmlichen Medizin gern als Ursache für Rückenschmerzen angesehen. Tatsächlich haben diese aber fast nie etwas mit dem Zustand der Bandscheiben zu tun.

RÜCKENMUSKELN UND RÜCKENFASZIEN

So feinteilig und austariert die Wirbelsäule auch ist: Sie ist doch nichts ohne Muskeln und Faszien. Erst durch diese erwacht sie zum Leben und kann vielfältigst bewegt werden.

- Die tieferen Rückenmuskeln geben der Wirbelsäule Stabilität und ermöglichen ihre Drehung und Neigung.
- Die Rückenstrecker verlaufen entlang der Wirbelsäule vom Becken bis zum Kopf und sorgen für die aufrechte Haltung.
- Die oberflächliche Rückenmuskulatur verbindet die Wirbelsäule mit anderen Teilen des Skeletts und sorgt so zum Beispiel dafür, dass wir unsere Arme und Beine bewegen können.

Jeder Rückenmuskel ist, wie alle Muskeln in unserem Körper, von mehr oder weniger dichten Faszienhäutchen umgeben. Diese vereinen sich an seinen Enden zu Sehnen, die wiederum am Knochen angewachsen sind.
Mit jeder Bewegung eines Muskels bewegt sich also zwangsläufig auch die Faszie mit. Dabei ziehen sich Muskeln und Faszien jedes

Mal, wenn ein Gelenk gestreckt oder gebeugt wird, zusammen, während die entgegengesetzt wirkenden Strukturen nachgeben und sich dehnen. Die Scherengitterstruktur der Faszien ermöglicht dabei eine größtmögliche Bewegungsfreiheit: Das Fasziengewebe kann sich auf der einen Seite extrem dehnen, auf der anderen aber auch wieder einfach zusammenziehen, ohne Falten zu schlagen.

WIE DER ALLTAG UNSEREN RÜCKEN FORMT

Die Faszie durchzieht wie ein riesiges dreidimensionales Spinnennetz unseren Körper. Und buchstäblich wie Spinnentierchen weben

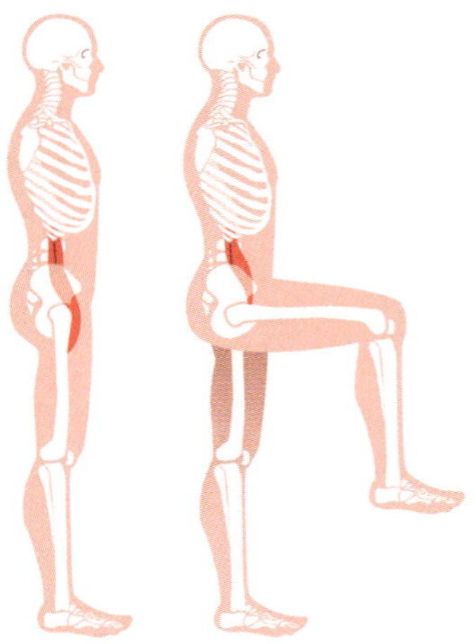

Im Vergleich: Die Länge des Hüftbeugers im Stehen und in der 90-Grad-Position beim Sitzen.

spezifische Zellen des Bindegewebes, die Fibroblasten, rund um die Uhr an den Faszienfäden. Sie teilen bestehende Stränge oder bilden neue Verbindungen und Schichten, während sie im Gegenzug andere, wenig gebrauchte Strukturen verkümmern lassen. Gesteuert wird die Arbeit der Fibroblasten durch Bewegungsreize. Das heißt: Indem wir uns bewegen, formen wir die Faszie individuell immer wieder um.

Den Rumpf beispielsweise können wir nach vorn und zur Seite beugen und nach hinten überstrecken. Darüber hinaus können wir uns in jeder dieser Positionen nach links und rechts drehen. Auch in der Hüfte können wir uns nach vorn und zur Seite beugen und deutlich nach hinten überstrecken.

Wenn wir unserem Rumpf alle diese Bewegungen regelmäßig abverlangen (und sie somit immer wieder üben), ist der Rücken maximal beweglich und der Verschleiß minimal. Wenn! Denn im Alltag benutzen wir schätzungsweise gerade mal fünf bis zehn Prozent der möglichen Bewegungswinkel. Und leider ist es nicht so, dass durch diese »Schonung« der Verschleiß aufgehalten würde. Das Gegenteil ist der Fall. Im Englischen gibt es dafür eine perfekte Redewendung: Use it or lose it. Benutze es oder verliere es.

Vermutlich machen die wenigsten Menschen Ballett, Yoga oder Pilates, betreiben Kampfsport oder üben eine Sportart mit ähnlich umfangreichem Bewegungsprofil aus. Die meisten von uns verbringen eher ein recht

bewegungsloses Leben. Werden die möglichen Gelenkwinkel aber nicht umfassend und regelmäßig genutzt, verlieren die beteiligten Muskeln und Faszien ihre Flexibilität und verspannen sich immer mehr. Die nutzbaren Gelenkwinkel und Wirbelsäulenpositionen werden immer kleiner, Bewegungseinschränkungen nehmen ebenso zu wie die Belastung der dazwischenliegenden Gelenke, die die Kräfte übertragen müssen. Und das sind in der Lenden- und Brustwirbelsäule 17 und damit eine ganze Menge.
Besonders wichtig: Die Bänder als sehr feste Faszienstrukturen rings um die Wirbelsäule halten diese in ihrer Form. Sie »verkürzen« ebenso wie alle anderen Faszien und Muskeln rings um unsere tragende Mitte.

VERKÜRZTE MUSKELN

Der Ausdruck »kürzer werden« bedeutet nicht, dass ein Stück des Muskels oder der Faszie verloren geht, so als ob man einfach ein Stück davon abschneiden würde. Er verdeutlicht aber bildlich, was passiert, wenn sie zu angespannt beziehungsweise stark verfilzt sind. Weil die Fasern dann nämlich nicht mehr so schnell nachgeben, wirken sie, als wären sie zu kurz, um die ihnen zugedachte Aufgabe zu erfüllen.

Beginnen wir mit dem Sitzen …

Seien wir mal ehrlich: Die meiste Zeit des Tages sitzen wir herum – im Auto, im Bus oder im Zug, am Schreibtisch in der Schule, in der Uni oder im Büro, am Esstisch, im Kino, am Kneipentresen, vor dem Fernseher … Um dem noch eins draufzusetzen, schlafen wir sogar noch im Sitzen – nicht, weil wir vor dem Fernseher eingeschlafen sind, sondern weil wir nachts im Bett in der Seitenlage mit mindestens einem angezogenen Knie liegen **(siehe Seite 23)**. Bezieht man das mit ein, kommen leicht 18 bis 20 Stunden Aufenthalt in der Sitzposition zusammen.
Unserem Rücken tut das gar nicht gut. Denn beim Sitzen stehen die Oberschenkel mehr oder weniger im rechten Winkel zum Rumpf und die hüftbeugenden Muskeln und Faszien passen sich an diese eingestellte Kürze an – je öfter wir es ihnen »beibringen«, desto mehr. Das nennt man Training, so ist unser Körper biologisch-genetisch konzipiert. Die Muskeln und Faszien erfüllen einfach so gut es geht das, was wir von ihnen verlangen. Wenn wir sitzen, stellen die Muskelfasern ihre Spannung entsprechend auf »kurz« ein, und wenn wir viel sitzen, fällt es ihnen zunehmend schwerer, auch wieder »loszulassen«, also länger zu werden. Dadurch beugt sich der Rumpf immer weiter nach vorn, die Bauchmuskeln verkürzen mehr und mehr. In der Folge krümmt sich die Brustwirbelsäule und die Schultern werden nach vorn gezogen. Um trotzdem einigermaßen die Haltung zu bewahren, müssen die rückwärtigen Muskeln

dagegenhalten. Über kurz oder lang geraten sie so in Dauerkontraktion und können verspannen bis zum Hartwerden. Besonders stark davon betroffen sind die Rücken- und Nackenstrecker.

Laufen und Stehen

Wenn wir gehen oder laufen, beugen wir uns mit jedem Schritt um etwa 45 Grad im Hüftgelenk. Würden wir das Bein, wenn der andere Fuß nach vorn geht, ebenfalls bis zu 45 Grad nach hinten in die Überstreckung der Hüfte führen, wäre unsere natürliche Art der Fortbewegung verkürzungsneutral. Die Realität sieht jedoch anders aus: Wir führen das Bein nur in die »neutrale Nullposition« zurück. Das »Verkürzungstraining« geht also munter weiter und kommt zum verkürzenden »Sitztraining« noch hinzu.

Stehen ist an sich die »neutrale Nullposition« des Laufens. Sind die Faszien im Beugerbereich jedoch bereits verkürzt, wird der Rumpf im Drehpunkt der Hüftgelenke auch im Stehen nach vorn gezogen. Deswegen müssen die Strecker gegenziehen und ihre Anspannung erhöhen. Abgesehen davon sind Arbeiten, bei denen wir viel stehen, oft mit häufigen und/oder anhaltenden Vorbeugen verbunden, so wie zum Beispiel beim Putzen. Dadurch ist der Hüftbeuger mindestens ebenso verkürzt wie beim Laufen. Und weil sich auch noch der Rumpf nach vorn beugt, verkürzt zusätzlich der gerade Bauchmuskel – so wie beim Sitzen in schlechter Haltung.

Im Sitzen, Gehen und Stehen sind die Muskelbereiche in der Hüfte und im Rumpf also nahezu ständig verkürzt. Und die Faszien gleichen sich den eingeschränkten Bewegungswinkeln schnell an: Sie werden weniger auf Länge gebracht, verfilzen und werden immer unflexibler und unnachgiebiger.[17]

Als wäre das noch nicht genug, verankern sich falsche Bewegungen und Positionen als Bewegungsmuster im Gehirn, je öfter wir sie durchführen und einnehmen. Unser Körper kann dann quasi gar nicht mehr anders, als genau so weiterzumachen. Und die Folge davon sind irgendwann Schmerzen, begleitet von Verschleiß.

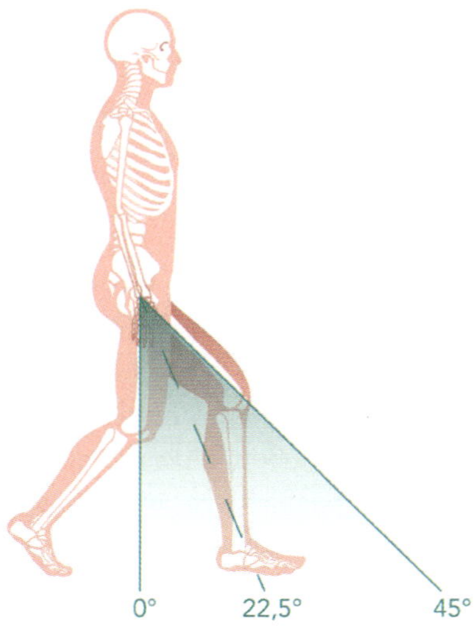

Beim Gehen trainieren wir einen Verkürzungswinkel von durchschnittlich 22,5 Grad in die Hüftbeuger ein.

RICHTIG SCHLAFEN, RÜCKENSCHMERZEN VORBEUGEN

Wie Sie nachts, ohne viel zu tun, Rückenschmerzen ganz effektiv entgegensteuern können.

Auf die Frage, wie sie schläft, antwortet die überwiegende Mehrheit: auf der Seite – und fast immer hat man dabei zumindest ein Knie angezogen. Etwa ein Drittel der Seitenschläfer bevorzugt sogar die sogenannte Embryohaltung und zieht beide Knie an. Doch wenn Winkel und Bögen, die sich tagsüber manifestieren, auch noch in der Nacht eingenommen werden, verschärft sich das Problem mit dem Rücken immer mehr.

DAS A UND O: DIE MATRATZE

Den Rücken zumindest nachts zu schonen, Fehlentwicklungen von tagsüber auszugleichen und so Rückenschmerzen quasi im Schlaf wegzutrainieren, das gelingt am besten in der Rückenlage auf einer harten Matratze. Auf der geraden Unterlage kann sich der Rücken wieder neu ausrichten. Die Knie strecken sich, die Wadenmuskeln werden lang gezogen. Die Hüfte streckt sich ebenfalls, sodass auch der Hüftbeuger lang gezogen wird. Das Hohlkreuz verschwindet, der Rücken wird gerade, die Schultern sinken nach unten, wodurch wiederum der Bauch und die Brustmuskeln lang werden. Wenn Sie dazu noch die Arme ausstrecken, wird auch der Armbeuger lang. Die Halswirbelsäule sinkt nach unten, der Nacken entspannt sich.

Exakte Ausrichtung in Rückenlage ist ein fester Bestandteil der Liebscher & Bracht-Übungen. Der Wechsel auf eine harte Matratze kann zwar erst einmal unangenehm sein. Nicht wenige klagen am Morgen sogar über Muskelkater. Das ist aber normal und das erste Zeichen dafür, dass sich die degenerierten Verkürzungen und Verspannungen lösen. Sie werden sehen: Nach ein, zwei Wochen nehmen Sie die neue Position ganz automatisch ein, weil sie Ihrem Rücken so gut tut, und Sie wachen fitter auf.

BAUCHLAGE

Zur Abwechslung können Sie ruhig auch in der Bauchlage schlafen. Das liebt Ihr Rücken ebenfalls, weil der Hüftbeuger schön lang gezogen wird. Zieht es anfangs noch zu stark im Rücken, legen Sie einfach ein Kissen unter den Bauch. Der Nacken profitiert vom Drehen des Kopfes und die Schultern vom seitlichen Herauslegen der Arme – gebeugt oder im Ellbogen gestreckt und mit der Zeit im Winkel immer mehr Richtung Kopf.

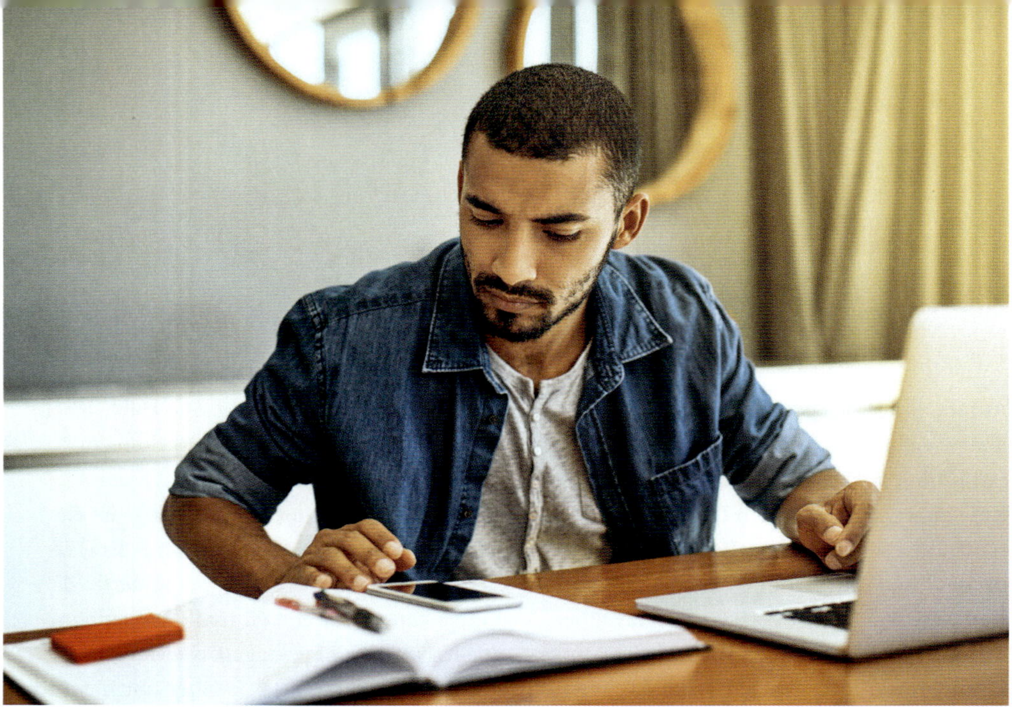

WIE RÜCKENSCHMERZEN WIRKLICH ENTSTEHEN

Sind die Hüftbeuger und Bauchmuskeln durch vieles Sitzen, Gehen und Stehen verkürzt (**siehe Seite 21 f.**), tendieren die Muskelfasern generell zu einer kürzeren Muskellänge. Die Faszie möchte dann ebenfalls gern so kurz bleiben, wie sie es gewohnt ist, weshalb sie nur noch unwillig und mit Widerstand nachgibt. Dadurch bleibt der Zug nach vorn dauerhaft bestehen. Das bleibt für den Rücken nicht ohne Folgen, denn damit »trainieren« wir die Rückenstrecker regelrecht in Dauerspannung und Verkrampfung.

DRUCK UND GEGENDRUCK

Je stärker der Rumpf nach vorn gezogen wird, desto größer muss auch die Kraft sein, die von hinten gegensteuert, um die Wirbelsäule aufrecht zu halten und zu verhindern, dass man in den Rundrücken fällt. Diese Gegenkraft wird von den Rückenstreckern aufgebaut. Der Druck, der dabei erzeugt wird, belastet wiederum die Wirbelsäule und die zwischen den Wirbelkörpern liegenden Bandscheiben – und das umso mehr, je stärker die Verkürzung der Vorderseite ist.

Auswirkungen auf die Lendenwirbelsäule

Damit der Rumpf aufrecht bleibt, müssen neben den Rückenstreckern auch die Hüftstrecker der Verkürzung des Hüftbeugers entgegensteuern. Der größte von ihnen ist die große Gesäßmuskulatur. Sie muss gehörig Gegenspannung aufbauen, wodurch auf Dauer das Iliosakralgelenk (ISG), der Ischiasnerv und Gefäße (Blut, Lymphe) derart zusammengepresst werden, dass Schmerzen, Arthrose oder Blockaden entstehen.
Weil ein Teil des Hüftbeugers an der Lendenwirbelsäule befestigt ist, fördert die Verkürzung ein Hohlkreuz (Lordose). Dieses ist bei den meisten durch die Spannung ohnehin schon zu sehr ausgeprägt, daher spannen Gesäß- und Rückenmuskeln noch einmal extra dagegen, um den Zug nach vorn auszugleichen. Tückischerweise unterstützt gerade diese verstärkte Zugspannung an bestimmten Anteilen des Rückenstreckers das Hohlkreuz noch zusätzlich.
Derjenige Teil des Hüftbeugers, der am Becken befestigt ist, verstärkt, weil er das Becken nach vorn kippen lässt, ebenfalls ein Hohlkreuz. Auch hier muss der große Gesäßmuskel einspringen, um auszugleichen. Dieser Muskel steht also wie die Rückenstrecker unter Dauerspannung. Kein Wunder, dass heute so viele Menschen in diesem Bereich so viele Schmerzen und Verschleiß haben.

Auswirkungen auf die Brustwirbelsäule – der Rundrücken

Der immer größer werdende Zug der geraden Bauchmuskeln zieht das Brustbein nach vorn unten. Die fasziale Zugspannung steigt und steigt, bis die Rückenstrecker irgendwann nachgeben und sich ein Rundrücken (Hyperkyphose) entwickelt, der mit der Zeit wie das Hohlkreuz immer extremer wird.
Was im Bereich der Brustwirbelsäule noch dazukommt: Weil wir die Arme heute meist vor dem Körper halten, zum Beispiel um auf einer Tastatur zu tippen, verkürzt sich auch der Brustmuskel und die Schultern werden ebenfalls immer weiter nach vorn gezogen. Weil sich beide Verkürzungen gegenseitig verstärken, verschlechtert sich nicht nur die Haltung mehr und mehr, es kommt auch zu quälendem Brennen zwischen den Schulterblättern. Denn die Muskeln am Rücken können irgendwann nicht mehr gegenhalten und schreien vor Überlastung.
»Stell dich gerade«, wird den Kindern gesagt oder wir erschrecken selbst, wenn wir uns zufällig von der Seite im Spiegel sehen. Aber dann geht die Quälerei los. Denn es ergeht

den Kindern ebenso wie uns selbst. Sich einfach nur gerade hinstellen oder -setzen wollen langt nicht. Wir sagen: Die Muskeln verlieren immer gegen die Faszie und meinen damit, dass die Faszien vorn permanent ziehen, weil sie verkürzt sind wie schwergängige sehr starke Gummibänder. Und die armen Rückenmuskeln, die gegenhalten müssen, sind völlig überfordert. Hinzu kommt, dass die Brustwirbelsäule nicht nur von den Faszien und Bändern in der einmal entstandenen Rundrückenhaltung »eingefroren« wird, sondern der ganze Brustkorb diese Krümmung in langen Jahren angenommen hat und ebenso wie die Wirbelsäule selbst wieder begradigt werden muss. Wer diese Zusammenhänge nicht kennt, ist verzweifelt, weil er trotz aller Anstrengung keine Besserung erreicht, und gibt irgendwann auf – und mit der Zeit geht diese Fehlentwicklung so weit, dass der obere Teil der Brustwirbelsäule nahezu waagerecht verläuft.
Die gute Botschaft ist, dass die Schmerzen im oberen Rücken sehr schnell beseitigt werden können. Den Rundrücken wieder zurück in die normale Form zu trainieren, ist allerdings eine Aufgabe, die verhältnismäßig lang dauern kann und viel regelmäßige Arbeit erfordert. Dadurch aber, dass wir sehr effiziente Übungen und auch gut funktionierende Hilfsmittel entwickelt haben, stehen Ihre Chancen, dass Sie Erfolg haben, sehr gut. Lassen Sie sich von den Übungen im Praxisteil überraschen (**siehe Seite 74 ff.**).

Auswirkungen auf die Halswirbelsäule

Wer (meist über Jahre) immer mehr in den Rundrücken fällt, könnte irgendwann gar nicht mehr geradeaus blicken. Um das zu kompensieren, wird der Kopf automatisch und ohne dass wir es bewusst wahrnehmen, nach vorn überstreckt. Das ist umso besorgniserregender, da mit dieser Fehlhaltung neben Schmerzen im Rücken und Nacken auch Schwindel und andere Sensibilitätsstörungen im Bereich des Kopfes einhergehen.
Obwohl sich das Phänomen vor allem bei Älteren beobachten lässt, spielt das Alter nur indirekt eine Rolle. Wir müssen nicht zwangsläufig steif und unbeweglich werden. Doch je älter wir werden, umso mehr »Trainingszeit« haben wir, zu hohe Spannungen der Muskeln und Faszien sowie Fehlhaltungen sich etablieren und Verfilzungen entstehen zu lassen.

SCHMERZ ALS ALARM

Wenn die Rückenstrecker immer mehr ziehen müssen, um den nach vorn gezogenen Rumpf gerade zu halten, wirken starke Kräfte auf die Bandscheiben. Werden sie so groß, dass sie diese beschädigen würden, schaltet sich das Gehirn ein, in dem alle Messdaten zusammenlaufen, die über zahllose Rezeptoren im Körper gemessen werden: Es projiziert einen Schmerz in den gefährdeten Bereich, der verhindern soll, dass etwas kaputtgeht (Bandscheibenvorfall, Gleitwirbel).

Vielleicht haben auch Sie schon einmal sehr lange in einer bestimmten Position verweilt (beispielsweise bei der Gartenarbeit nach vorn gebeugt in der Hocke). Und als Sie sich dann ruckartig aufrichten wollten, wurden Sie von einem Schmerz im Rücken daran gehindert. Wenn man seinem Körper beim Aufrichten dagegen mehr Zeit lässt, können die vorderen Muskeln und Faszien nachgeben. Die Belastung auf Wirbelsäule und Bandscheiben sinkt. Das Gehirn registriert das sofort, stellt den Schmerz ein und man kann sich wieder gerade hinstellen – ohne Rückenschmerzen. Manchmal geht es auch nur etappenweise voran und man muss nach ein paar Zentimetern innehalten. Doch schon dieser kleine Moment reicht aus, dass die vordere Struktur etwas nachgibt und die Belastung der Wirbelsäule unter die kritische Marke sinkt. Der Schmerz hat dann seine Aufgabe erfüllt und kann fürs Erste verschwinden – und wir können uns weiter etwas mehr aufrichten – bis die Gegenspannung von vorn wieder so groß ist, dass das Ganze von vorn losgeht …
Wir von Liebscher & Bracht wissen, dass Schmerz eigentlich nichts Schlimmes ist. In den meisten Fällen möchte uns unser Körper damit »nur« mitteilen, dass irgendetwas nicht in Ordnung ist. Dass uns etwas bedroht. Dass wir etwas im Umgang mit ihm ändern und uns mit dem Problem befassen sollten, damit es nicht zu Schädigungen kommt – oder damit Schädigungsprozesse gestoppt werden, wenn sie schon begonnen haben.

Je drängender unsere Körperintelligenz das wahrnimmt, desto größer und peinigender ist der Schmerz, der geschaltet wird. Wir bezeichnen diesen Schmerz daher als Alarmschmerz. Er ist sozusagen ein Warnsystem unseres Gehirns und stoppt die potenziell gefährdenden Bewegungen, die aufgrund der viel zu hohen Spannungen der Muskeln und Faszien Verschleiß oder Schädigungen wie Bandscheibenvorfälle, Gleitwirbel, Verengungen des Spinalkanals, Facettengelenksarthrose und damit einhergehende Entzündungen auslösen würden.
Natürlich sind Rückenschmerzen sehr unangenehm und schränken uns im Alltag stark ein. Doch viel gefährlicher wäre es, wenn Verschleiß, Knorpel- und Bandscheibenschäden schmerzfrei auftreten und wir nichts davon mitbekommen würden. Wir sollten diesen Alarmschmerz des Körpers daher auf keinen Fall ignorieren oder versuchen, ihn durch Schmerzmittel und andere Maßnahmen zu verschleiern und unfühlbar zu machen. Denn er weist uns darauf hin, dass wir nicht so weitermachen dürfen wie bisher. Es ist wie mit der Ölkontrollleuchte im Auto: Kein Mensch käme auf die Idee, dieses Alarmsignal mit Klebeband zu verdecken oder mit dem Hammer kaputt zu schlagen, damit es ihn nicht weiter nervt und stört. Jeder weiß: Wenn man diesen Alarm, der anzeigt, dass zu wenig Öl im Motor ist, ignoriert oder unterdrückt, kann es bald zum Kolbenfresser kommen und der Motor geht kaputt. Deshalb hält man mög-

lichst rasch an einer Tankstelle an, um Öl nachzufüllen. Warum gehen wir mit unserem Auto sensibler um als mit unserem Körper? Hören Sie auf die Sprache Ihres Körpers. Rückenschmerzen sind eine Handlungsanweisung, die zu hohe Spannung der Muskulatur und Faszien abzubauen und ihren Tonus zu normalisieren, damit der Rücken nicht geschädigt wird oder die Schädigungen nicht noch größer werden.

Alarmschmerzen und Überlastungsschmerzen

Von den beschriebenen Alarmschmerzen unterscheiden wir von Liebscher & Bracht die Überlastungsschmerzen. Sie entstehen, wie der Name erahnen lässt, wenn sich die Muskeln überlastet fühlen. Das äußert sich in einem brennenden Schmerz, so wie wenn Sie beim Geschirrspülen lange vornübergebeugt stehen. Irgendwann wird der Rückenstrecker durch diese Position überlastet und beginnt zu brennen – und Sie haben das dringende Bedürfnis, eine andere Haltung einzunehmen. Im Grunde ist es nicht anders, als wenn Sie mit ausgestreckten Armen ein Gewicht halten. Eine Zeit lang spüren Sie vermutlich gar nichts, aber irgendwann beginnt die Schulter zu brennen. Dieses Brennen fühlt sich an wie eine Entzündung, ist aber »nur« das Signal für die Überlastung der Muskulatur. Daher hört es auch sofort auf zu

EXTREMFALL HEXENSCHUSS

Wenn wir sehr lang in gebückter Haltung arbeiten und uns dann schnell aufrichten, werden Hüftbeuger und gerade Bauchmuskeln regelrecht auseinandergerissen. Das Gehirn hat dann gar keine Zeit, den Alarmschmerz zu senden. Für den Körper ist das ein Schock – erst recht für die beteiligten Muskelfasern, die aufgrund der verkürzten und angespannten Muskulatur und Faszien ohnehin schon unter Dauerstress stehen.

Aufgrund der unerwarteten schnellen Bewegung geben die Rezeptoren an den Muskeln (Muskelspindeln), die neben der Zugspannung auch die Geschwindigkeit messen, mit der die Muskelfasern auseinandergezogen werden, Alarm. Um Verletzungen zu vermeiden, schaltet der Körper dadurch die Frontseite automatisch auf Schutzkontraktion. Die Folge: Der Hexenschusskandidat spürt regelrecht, wie er nach unten gezogen wird. Er hält überhaupt den Schmerz nur dann aus, wenn er sich wieder bückt. Anders als wenn wir uns »normal« aufrichten, lassen die Muskelfasern bei einem Hexenschuss durch den Schock nicht Millimeter für Millimeter nach, sondern bleiben unnachgiebig straff. Mit jedem Versuch, sich aufzurichten, schießt die volle Belastung direkt in die Wirbelsäule und der Körper löst den größtmöglichen Alarmschmerz aus, der jede Bewegung unmöglich macht, damit die Wirbelsäule und vor allem die Bandscheiben als schwächstes Glied nicht schweren Schaden nehmen.

schmerzen, wenn Sie den Arm senken und das Gewicht loslassen.
Genau so ist es, wenn Sie im Stehen oder Sitzen brennende Rückenschmerzen haben. Legen Sie sich dann flach hin, hören mit der Entlastung sofort auch die Schmerzen auf. Erst wenn Sie wieder aufstehen, tut es auch wieder weh. Das ist der Beweis dafür, dass die Theorie, die Entzündung der Facettengelenke wäre Ursache der Schmerzen, falsch sein muss. Denn welche Entzündung lässt sich im Minutentakt an- oder abschalten?
Bei Rückenschmerzen, egal ob akut oder vermeintlich chronisch, handelt es sich oftmals um ein Zusammenspiel von Alarm- und Überlastungsschmerz. Wichtig für Sie ist dann zu wissen, dass beide nicht von Schädigungen der Struktur oder Erkrankungen im eigentlichen Sinne verursacht werden. Stattdessen ist Ihr Alltag wahrscheinlich einfach so wenig rückenfreundlich – im Sinn von einseitig genutzt –, dass Ihr Rücken dauerhaft unter starker Spannung steht. Ihren Muskeln und Gelenken fehlt vor allem die Überstreckung nach hinten von Rumpf und Hüftgelenken, das seitliche Beugen, das Drehen des Rumpfes und die vielen möglichen Kombinationen dieser Bewegungen.
Genau durch diese Bewegungen lassen sich langes tägliches Sitzen beziehungsweise zu einseitige Bewegungsabläufe ausgleichen. Sie sorgen dafür, dass Muskeln und Faszien wieder nachgiebiger werden – und ganz nebenbei tun sie auch Ihren Rückenstreckern etwas Gutes. Sie sind also Muskelentspannung pur. Mit jedem Tag, an dem Sie nichts gegen die Verkürzungen unternehmen, werden sie dagegen intensiver – und die Zugspannung dementsprechend größer. Die Muskeln an der Rückseite müssen immer mehr gegen den Zug der zunehmend verfilzten und weniger flexiblen Faszien an der Körpervorderseite arbeiten. Ist schließlich ein bestimmtes Maß überschritten, schmerzt der Rücken irgendwann ständig.
Wir erleben seit Jahren, dass Alarm- und Überlastungsschmerz völlig unabhängig vom Zustand der Wirbelsäule und der Bandscheiben sind – genauso wie wir immer wieder erleben, dass sich Rückenschmerzen in Luft auflösen, sobald man die zu große Spannung an der Vorderseite des Körpers mindert. In dem Moment, in dem die Zugkraft nach vorn nachlässt, müssen die Rückenstrecker weniger ziehen und die Belastung der Wirbelsäule sinkt unter die Intensität, die etwas kaputt machen könnte. Die Rezeptoren melden dem Gehirn daraufhin, dass wieder alles in Ordnung ist – und dieses schaltet daraufhin den Alarmschmerz ab.
Unsere Erfahrung zeigt, dass Rückenschmerzen, unabhängig davon, ob Schädigungen der Struktur vorliegen oder nicht, schnell nachlassen, wenn zu hohe Spannungen beseitigt werden. Und dabei spielt es keine Rolle, ob die Schmerzen gerade das erste Mal aufgetreten sind oder ob sie einen schon seit Jahren, gar Jahrzehnten quälen.

Schädigungsschmerzen dagegen sind uns in unserer Praxis so gut wie nie begegnet. Unsere Rücken tun nicht weh, weil die Bandscheiben kaputt sind und auf die Nerven drücken, Arthrose und Entzündung der Facettengelenke schmerzen, ein Gleitwirbel oder die Spinalkanalstenose quält. Es gibt sicher Fälle, in denen die Struktur so kaputt ist, dass sie so große Schmerzen verursacht, dass es nicht einmal mehr hilft, die zu großen Zugspannungen, die die Zerstörung bewirkt haben, wegzunehmen, um die Situation zu entspannen. Aber diese Fälle sind sehr, sehr selten. Je nach Studie sind zwischen 80 und 99 Prozent aller Rückenschmerzen unspezifisch, haben also keine strukturelle Ursache. Schon das beweist, dass es für die Therapie viel zielführender wäre, statt Schmerzmittel und bildgebende Verfahren einzusetzen, zuallererst die zu hohen Spannungen der Muskeln und Faszien zu beseitigen.

SCHMERZEN »BRAUCHEN« KEINE SCHÄDIGUNGEN

Unserer Erfahrung nach sind geschädigte Strukturen in den seltensten Fällen die Ursache von Rückenschmerzen. Schauen wir uns daher zur Verdeutlichung noch einmal an, woher zum Beispiel plötzlicher Rückenschmerz kommt, wenn man sich aus einer sitzenden Position erhebt:

- Man bewegt sich im Alltag zu einseitig und sitzt am Arbeitsplatz fast die ganze Zeit.

CHRONISCH ODER AKUT?

Egal! Chronische Schmerzen – ob drei oder 30 Jahre – sind für uns nichts anderes als Schmerzen, unter denen die Patienten sehr lange leiden müssen, weil die wirklichen Ursachen nicht beseitigt wurden – und daher für uns ebenso erfolgreich behandelbar.

- Die Faszien werden nicht ausreichend in alle Richtungen gestreckt – sie werden unnachgiebig und verfilzen.
- Beim Aufstehen müssen Rückenstrecker und Gesäßmuskel immer höhere Zugkräfte aufbringen, um gegen die verkürzten Faszien auf der Vorderseite zu arbeiten.
- Der Druck auf die Bandscheiben wird durch die Anspannung des Rückenstreckers zu hoch – die Belastung ist der Wirbelsäule zu viel.
- Ein Alarmschmerz hemmt hinten die aufrichtende Bewegung, um die Bandscheibe vor Schädigungen zu schützen.

Wie Sie sehen, entstehen die Schmerzen also erst einmal unabhängig vom Rücken. Das Problem liegt vielmehr vorn – und deshalb verschwinden die Schmerzen auch wieder, sobald die zu hohen Spannungen an der Vorderseite des Rumpfes beseitigt werden. Ebenfalls gegen eine geschädigte Struktur als Ursache spricht die oft wechselnde Intensität der Schmerzen. Wäre tatsächlich etwas kaputt, wieso sollte der Schmerz dann mal mehr, mal weniger stark sein? Außerdem gibt es Fälle, bei denen Schmerzen plötzlich verschwinden, obwohl die angebliche Ursache, etwa eine Vorwölbung der Bandscheibe, noch vorhanden ist. Dass oft bestimmte Bewegungen den Schmerz mehr auslösen, spricht ebenfalls gegen Schädigungen und für überspannte Muskeln und Faszien.

Wie sieht es mit Blockaden aus?

Ist eine bestimmte Bewegung nicht mehr oder nur noch eingeschränkt möglich, ist oft von einer Blockade die Rede, einer Art Bewegungssperre. Derartige Blockaden werden meist mit den Knochen in Verbindung gebracht – zum Beispiel bei einem blockierten Wirbel. Dieser ist aber nicht blockiert, weil eine knöcherne »Sperre« besteht, sondern weil Muskeln und Faszien so unüberwindbare Spannungen aufgebaut haben, dass die Bewegung vollkommen gesperrt ist. Machen Sie den Test mit unseren Übungen und Sie werden feststellen, dass Ihre Blockade beginnt, sich aufzulösen.

Was ist mit eingeklemmten Nerven?

»Gereizte oder eingeklemmte Nerven beziehungsweise Nervenwurzeln«: Das hört man von Ärzten oft als Begründung dafür, dass Rückenschmerzen in verschiedene Bereiche ausstrahlen. Auch bei einem Bandscheibenvorfall oder bei Ischiasschmerzen lautet die herkömmliche Meinung, dass die Nerven gereizt oder Nervenwurzeln zusammengedrückt werden. So soll zum Beispiel die austretende Gallertmasse der Bandscheibe das Rückenmark mit den aus ihm kommenden Nerven und Nervenwurzeln oder den Ischiasnerv an der Wirbelsäule abdrücken.

Die Diagnose Spinalkanalstenose, also eine Verengung des Wirbelkanals, wird bei Rückenschmerzen ebenfalls oft gestellt. Die Schmerzen entstehen auch hier angeblich dadurch, dass der Spinalkanal beispielsweise durch eine Bandscheibenvorwölbung oder Knochenwucherungen verengt wird.

Wir von Liebscher & Bracht wissen aus Erfahrung, dass überspannte Muskeln und Faszien die wahre Ursache der Schmerzen sind. Wie soll weiche Gelmasse in der Bandscheibe einen fingerstarken Nerv oder die Nervenwurzel so stark beeinträchtigen können?

Und warum wird bei vielen Menschen oft ganz zufällig ein Bandscheibenvorfall und/oder eine Spinalkanalstenose entdeckt, obwohl sie überhaupt keine Schmerzen haben?

Im Fall des Ischiasschmerzes wissen wir, dass Gesäßmuskel und Piriforis den Ischiasnerv irritieren. Der Gesäßmuskel ist der größte Hüftstrecker und muss dem Hüftbeuger mit starken Zugkräften entgegenwirken. Das beeinträchtigt den Durchfluss der im Nerv befindlichen Gefäße. Entspannen wir diese Muskeln, ist der Ischiasschmerz plötzlich verschwunden oder stark gemindert, obwohl der Bandscheibenvorfall oder die Stenose unverändert sind.

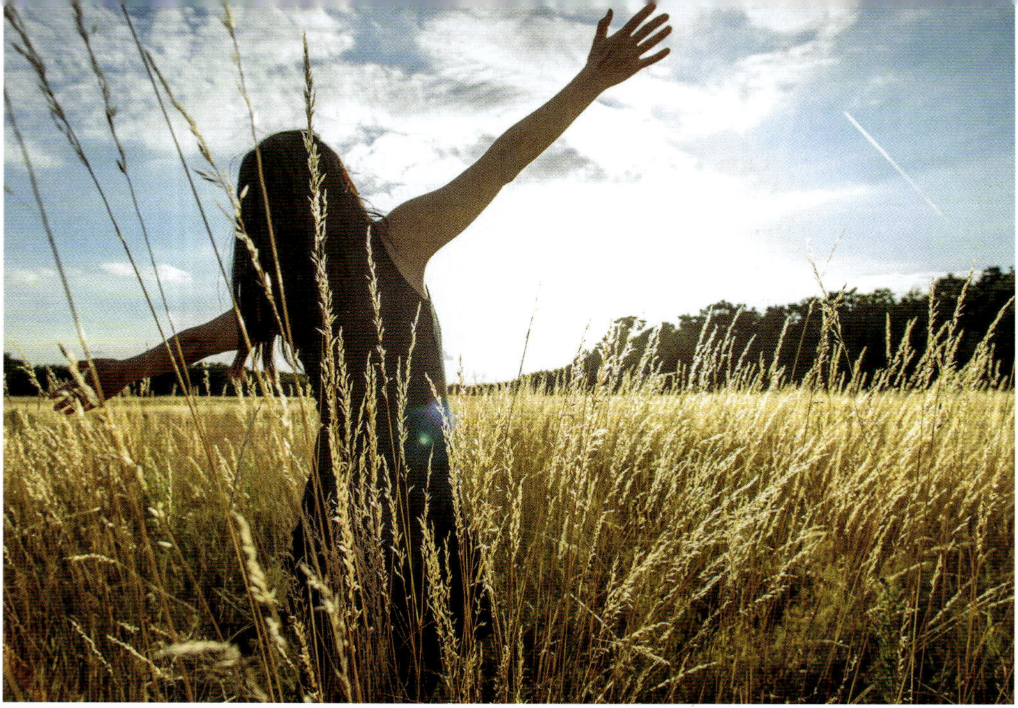

IHR WEG IN DIE SCHMERZFREIHEIT

Viele Schmerzpatienten bekommen von ihren Ärzten nach der Untersuchung – wenn überhaupt eine durchgeführt wird – zunächst einmal Schmerzmittel verschrieben und erhalten unterschiedliche Tipps zur Lebensführung. Die einen empfehlen, Bewegung und Sport vorübergehend zu reduzieren, die anderen raten zum Gegenteil oder sogar zu gezieltem Krafttraining für die Rückenmuskeln.

Hilft das alles nicht, werden im nächsten Schritt – neben konservativen Therapiemaßnahmen wie Physiotherapie – entzündungshemmende Medikamente und Schmerzmittel verschrieben, gespritzt oder sogar Schmerzpumpen installiert. Und schließlich wird – sozusagen als der Weisheit letzter Schluss – eine Operation durchgeführt. Bleiben die Rückenschmerzen selbst danach noch beste-

her, wird der Patient als nicht therapierbar klassifiziert und damit vor die Tatsache gestellt, sich für den Rest seines Lebens mit dem Schmerz abfinden zu müssen.
Wir von Liebscher & Bracht können das aufgrund unserer Erfahrungen glücklicherweise völlig anders einschätzen. Mit den richtigen Übungen und begleitenden Maßnahmen wie einer entsprechenden Ernährung oder der richtigen Schlafposition (**siehe Seite 23**) hat so gut wie jeder Mensch die echte Chance auf ein schmerzfreies Leben.

DIE SCHMERZTHERAPIE NACH LIEBSCHER & BRACHT

Seit Mitte der 1980er-Jahre erforschen wir gemeinsam das Thema Schmerzen und es ist uns gelungen, eine völlig neue Therapie zu entwickeln, die Patienten auf natürliche Weise dauerhaft von ihren Schmerzen befreien kann. Ohne Schmerzmittel oder Operationen. Unser Ziel ist es, allen Menschen bis ins hohe Alter ein schmerzfreies, gesundes Leben in voller Beweglichkeit zu ermöglichen.
Mittlerweile tragen wir immer mehr dazu bei, das Verständnis für die Schmerzen im Körper, ihre Funktion und Aufgabe und natürlich die »Heilung« der meisten von ihnen ins öffentliche Bewusstsein zu tragen. Durch die hohe Wirksamkeit unserer biologisch-natürlichen Vorgehensweise, die keine negativen Nebenwirkungen hat, dafür aber sehr viele positive, stoßen wir mehr und mehr auf offene Ohren.

HILFE BEIM THERAPEUTEN

Prinzipiell empfehlen wir allen Menschen mit starken akuten oder chronischen Schmerzen und bei heftigen Vorgeschichten, wie mehrfachen Operationen, oder anderen erschwerenden Umständen, sicherheitshalber einen unserer Partner-Therapeuten aufzusuchen, ehe mit den in diesem Buch empfohlenen Selbsthilfeübungen begonnen wird. Schon nach der ersten Behandlung können Sie einschätzen, ob unsere Methode Ihnen helfen kann und wie Sie weitermachen möchten. Auch wenn Sie sich die Eigenanwendung noch nicht zutrauen, Fragen zu den Übungen oder den anderen Selbsthilfetechniken haben oder bei der Ausführung einfach einen Profi an Ihrer Seite wissen möchten, stehen Ihnen unsere zahlreichen Partner-Therapeuten zur Verfügung (**siehe Seite 122**).

Zu Beginn unserer Ausbildungstätigkeit im Herbst 2007 war das noch anders. Die Teilnehmer unserer Schmerztherapieausbildungen mussten erst einmal davon überzeugt werden, dass die Wirksamkeit tatsächlich so groß ist, wie wir behaupteten. Aber es dauerte meist nur einen Tag, dann hatte ich (Roland) so viele der teilnehmenden Ärzte und Therapeuten von ihren eigenen »mitgebrachten« Schmerzen befreit, dass sie gar nicht anders konnten, als die Wirkung anzuerkennen. Ebenso verhielt es sich mit unseren Patienten. Viele kamen nur deshalb, weil sie keine andere Möglichkeit mehr sahen, ihre quälenden Schmerzen loszuwerden. Doch auch sie konnten sich nicht vorstellen, wie das gehen sollte, denn oft lag eine jahrelange Odyssee hinter ihnen, auf der sie »alles« versucht hatten, um sich schließlich damit abfinden zu sollen, dass ihnen nicht zu helfen sei. »Das liegt eben bei Ihnen in der Familie.« »In Ihrem Alter ist da nichts mehr zu machen.« »Bei Ihnen ist das psychisch.« »Bevor Sie nicht 50 Kilo abgenommen haben, kann Ihnen niemand helfen.«: Das waren die Aussagen, die verzweifelte Patienten zu uns trieben. Und deshalb glaubten sie auch nicht wirklich daran, dass ausgerechnet wir ihnen helfen könnten.

Heute sieht das völlig anders aus. Wir sind mittlerweile sehr bekannt – und zwar vor allem aufgrund der Tatsache, dass wir Menschen meist sehr schnell von den meisten Schmerzen befreien können. Das gilt auch für chronische Schmerzen oder solche Patienten, die in der herkömmlichen Medizin als austherapiert gelten. Immer mehr Ärzte, Physiotherapeuten und Heilpraktiker lassen sich bei uns ausbilden, weil ihre Patienten gern mit unserer Schmerztherapie nach Liebscher & Bracht behandelt werden möchten. Inzwischen therapieren in Deutschland, Österreich und der Schweiz über 3500 von uns ausgebildete Ärzte und Therapeuten nach unserer Schmerztherapiemethode und nutzen unsere Qualitätssicherungsmaßnahmen, um die Therapie nach dem von uns entwickelten Goldstandard durchzuführen.

Die Anzahl unserer Therapeuten permanent zu erweitern und die Behandlungsqualität immer weiter zu verbessern, ist unsere größte und wichtigste Aufgabe. Wir wollen, dass jeder Schmerzleidende zuallererst unsere Therapie oder unsere Übungen ausprobiert, weil sie bei neun von zehn Patienten funktionieren und sie von ihren – meist völlig unnötigen Leiden – befreien können. Nur falls unsere Vorgehensweise nicht hilft, sollten Medikamente oder gar Operationen in Betracht gezogen werden.

Unsere Vision von einem schmerzfreien Leben für alle

Mit diesem Buch möchten wir allen Betroffenen die Möglichkeit geben, sich selbst von ihren Rückenschmerzen zu befreien – so wie überhaupt jeder unserer Schmerzratgeber (**siehe Seite 123**) uns der Vision, allen Menschen ein schmerzfreies Leben weitgehend selbstbestimmt zu ermöglichen, wieder ein Stück näher bringt. Nach der Lektüre wissen Sie, wie die meisten Schmerzen im Bereich des Rückens entstehen, wie Sie ihnen vorbeugen und sie verhindern können, was Sie tun müssen, wenn sie auftreten, wie Sie sich davon befreien und dafür sorgen können, dass Sie dauerhaft davon verschont bleiben.

UNSERE GESCHICHTE

Medizinisch-naturheilkundliches und Maschinenbauwissen, kombiniert mit lebenslanger Bewegungserfahrung aus der Kampfkunst – das waren die Grundlagen der neuen Schmerztherapie.

1985 eröffnete ich (Roland) meine erste WingTsun-Kampfkunstschule und erlebte dort immer wieder, dass bei Kursteilnehmern Schmerzen besser wurden oder sogar ganz verschwanden. Laut ärztlicher Diagnose – Arthrose, Bandscheibenvorfall oder Entzündungen – hätten diese Schmerzen eigentlich gar nicht beeinflussbar sein dürfen, vor allem nicht durch Bewegungsübungen, von denen meist abgeraten wurde. Für mich als studierten Wirtschaftsingenieur der Fachrichtung Maschinenbau, der sein Hobby Kampfkunst zum Beruf gemacht hatte, waren daher diese Schmerzlinderungen ebenso wenig erklärbar und nachvollziehbar wie für Petra als Ärztin für Allgemeinmedizin und Naturheilverfahren oder für andere Ärzte und Physiotherapeuten, die bei mir trainierten.
In den Folgejahren entwickelte ich aufgrund dieser Erfahrungen ein neues Bewegungssystem gegen Schmerzen, später ein manuelles Therapiesystem, das wir Osteopressur tauften. Uns wurde immer klarer, dass die Lehrmeinung der herkömmlichen Medizin und Physiotherapie im Bereich der Entstehung und Behandlung der meisten Schmerzen dringend reformiert werden musste, da sie offenbar grundlegende Irrtümer enthielt.
In den folgenden 20 Jahren entstand aus unseren Erkenntnissen ein völlig neues, revolutionäres Schmerzentstehungsmodell. Die daraus resultierende Therapie ist in der Lage, die meisten Schmerzen des Bewegungsapparats ohne Schmerzmittel und Operationen auf völlig natürliche Art und Weise zu beseitigen, also im besten Sinne zu heilen.
Seit 2007 bilden wir Ärzte aller Fachrichtungen, Physiotherapeuten, Heilpraktiker, Osteopathen und andere Therapeuten in unserer Schmerztherapie nach Liebscher & Bracht aus und verbreiten unser Wissen und Können in Vorträgen und Büchern, im Fernsehen und Radio, in Zeitungen, Übungs- und Erklärvideos auf YouTube und durch Aktivitäten in vielen sozialen Netzwerken.
Unser Ziel ist, allen Menschen ein schmerzfreies Leben zu ermöglichen. Besonderen Wert legen wir darauf, dass die Schmerzleidenden lernen, sich zunehmend mit den speziell entwickelten Übungen, der Faszien-Rollmassage und der Light-Osteopressur selbst zu behandeln und zu helfen.

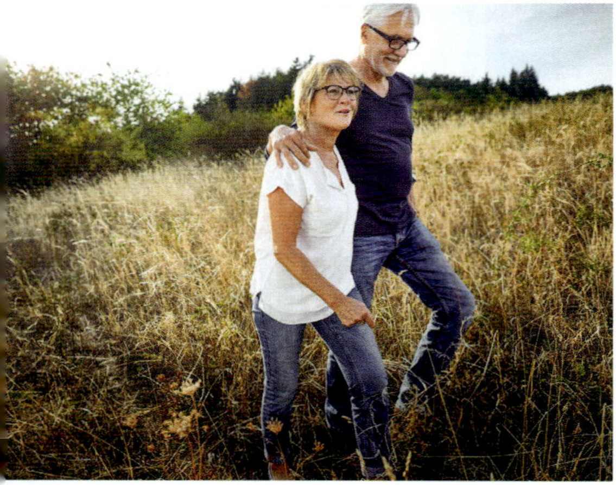

Mit unseren Übungen zur Selbsthilfe verschwinden Rückenschmerzen und die Lebensfreude kehrt zurück.

Mithilfe von theoretischem Wissen, ausgefeilten Übungstechniken und praktischen Hilfsmitteln können Sie frei, selbstbestimmt und eigenverantwortlich sehr viel für Ihre lebenslange Schmerzfreiheit und Gesundheit tun. Neben einfachen Übungen gegen Schmerzen lernen Sie in diesem Buch die Faszien-Rollmassage und die Light-Osteopressur kennen. Dazu haben wir Hilfsmittel für die Eigentherapie entwickelt: das Faszien-Rollmassage-Set, eine Übungsschlaufe, das Drücker-Set, den Rückenretter und eine Schmerzfrei-Nährstoff-Kombi. Auf unserer Website finden Sie viele weitere Info (**www.liebscher-bracht.com**). Besuchen Sie auch unbedingt unseren YouTube-Kanal mit über 800 motivierenden Übungsvideos, den etwa 1 Million Menschen abonniert haben (**siehe Seite 123**).

SO FUNKTIONIERT UNSERE THERAPIE

Die Schmerztherapie nach Liebscher & Bracht ruht auf zwei bewährten Säulen: auf der Behandlung durch zertifizierte Therapeuten und auf der konsequenten Selbstbehandlung.

Osteopressur: spontaner »Reset« des Schmerzgedächtnisses

Weil es so entscheidend ist, die Überspannung der Muskeln und Faszien abzubauen, haben wir die Osteopressur entwickelt. Sie nutzt im Körper fest installierte Schaltstellen, sogenannte interstitielle Rezeptoren. Diese befinden sich in der Knochenhaut und werden aktiviert, wenn das Gehirn eine Bedrohung der Wirbelsäule durch den Druck infolge von überspannten Muskeln und Faszien registriert. Die Rezeptoren leiten diese Information ans Gehirn weiter, das daraufhin einen Alarmschmerz in die Körperposition oder -bewegung projiziert, die zur Schädigung des Rückens führen würde (**siehe Seite 26 ff.**).
Bei der Osteopressur nutzt Liebscher & Bracht die aktivierten interstitiellen Rezeptoren am Knochen und ihren direkten Zugang zum Gehirn, wo der Schmerz entsteht. Die Ansteuerungsprogramme im Gehirn, die für die übermäßige Spannung der Muskeln sorgen, werden durch gezieltes Drücken der aktivierten Rezeptoren sozusagen »auf die Werkseinstellungen zurückgesetzt«. Gäbe es ein Schmerzgedächtnis, könnte man vereinfacht sagen, dass es dabei gelöscht wird.

Der Körper reagiert sofort: Die zu hohen Spannungen lassen nach, bis sie das Normalniveau erreicht haben. Der Schmerz verschwindet. Je nachdem, wie stark der Verschleiß der Wirbelsäule fortgeschritten ist, kann der Körper ihn langfristig sogar regenerieren. Das braucht allerdings Zeit.

Die Übungen: langfristige Selbsthilfe

Wer unter Rückenschmerzen leidet, neigt schnell einmal dazu, sich zu schonen. Doch das ist genau der falsche Weg. Es ist vielmehr wichtig, dass Sie in Bewegung kommen, allerdings in die richtige. Deshalb finden Sie in diesem Buch Übungen, die schnell und einfach zu Hause nachmachbar sind. Sie können sofort damit anfangen und schon heute Ihre Rückenschmerzen ganz natürlich selbst behandeln. Wenn unsere Übungen jedoch nicht helfen, sollten Sie sofort zum Arzt gehen – am besten zu einem, der unsere Ausbildung absolviert hat – und alles abklären lassen. Durch unsere speziell entwickelten Faszien-Rollmassagen, die Light-Osteopressur und Dehn-Kräftigungs-Übungen können Sie die muskulär-fasziale Spannung selbst senken und langfristig auf einem normalen Niveau halten. Es ist jedoch absolut notwendig, dass Sie diese Übungen regelmäßig und konsequent auf Dauer durchführen. Nur so bleiben Muskeln und Faszien permanent nachgiebig und die Spannungen im Normalbereich. Das ist der einzige Weg, um sich dauerhaft auf natürliche biologische Weise von Rückenschmerzen zu befreien. Kein Therapeut dieser Welt kann Ihnen diese Arbeit abnehmen. Sie müssen jeden Tag die Bewegungswinkel, die im Alltag nicht vorkommen, durch unsere Übungen ausgleichen. In dem Moment, in dem Sie damit aufhören, werden die Spannungen in den Muskeln und Faszien aufgrund der Alltagseinflüsse wieder zunehmen und die Rückenschmerzen werden sich langsam wieder aufbauen.

HILFE ZUR SELBSTHILFE

Unsere Schmerztherapie ist speziell darauf ausgerichtet, Überspannungen abzubauen und Ihnen wieder ein schmerzfreies Leben zu ermöglichen. Im Praxisteil dieses Buches (**siehe Seite 46 ff.**) zeigen wir Ihnen ausführlich, wie Sie Ihre Rückenschmerzen dauerhaft loswerden können: mit einfachen Körperübungen, Faszien-Rollmassage und Light-Osteopressur (der Laienvariante der Profi-Osteopressur zur Selbstbehandlung). Wir wollen Ihnen Hilfe zur Selbsthilfe anbieten, weil letztlich nur Sie selbst Ihre Rückenschmerzen beseitigen können. Wir können Ihnen Tipps geben, aber Ihr Körper strukturiert sich nur dauerhaft um, wenn Sie auch dauerhaft unsere Übungen und die anderen Selbsthilfemaßnahmen absolvieren.

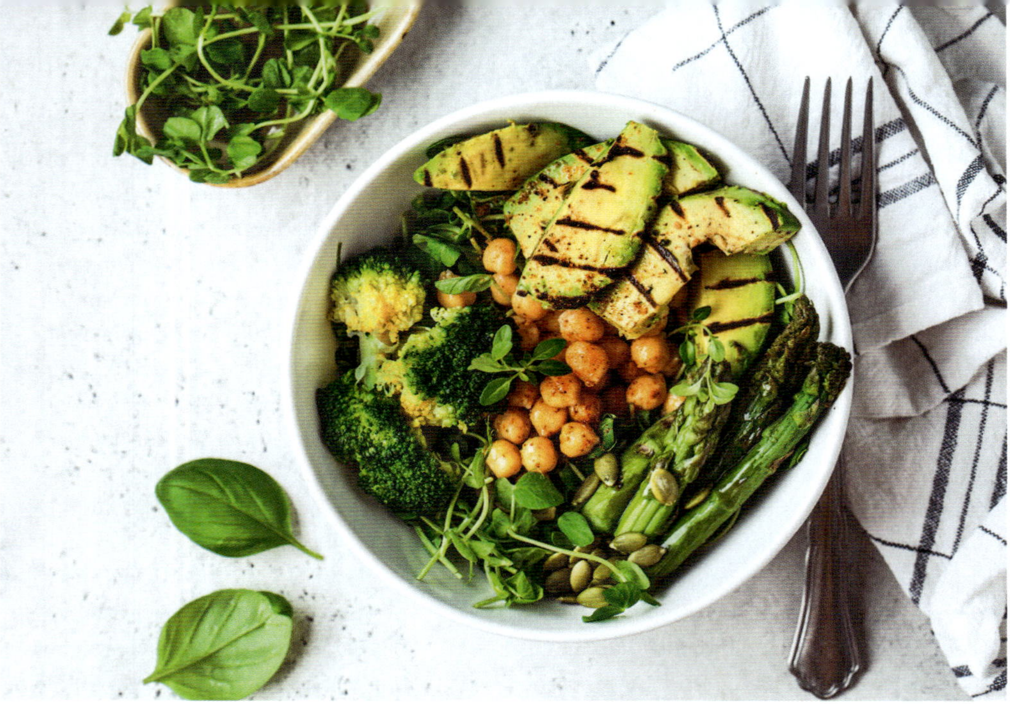

DIE RICHTIGE ERNÄHRUNG GEGEN SCHMERZEN

Es gibt leider viele unterschiedliche Ernährungsempfehlungen, die sich noch dazu oft widersprechen. Vielleicht können Sie sich daher erst einmal nicht vorstellen, dass eine geeignete Ernährung tatsächlich hilft, auf lange Sicht schmerzfrei zu bleiben. Doch es stimmt: Es gibt aus unserer Sicht ganz klare Empfehlungen, was Sie essen sollten, um der Schmerzfreiheit Ihres Rückens und auch gleichzeitig Ihrer Gesundheit Gutes zu tun. Denn das Schöne daran: Was der Gesundheit guttut, das hilft auch Ihrem Rücken, der gerade, um den Verschleiß reparieren zu können, mit Nährstoffen versorgt werden muss.

Was wir essen, bestimmt nicht nur unser Gewicht und unser Wohlbefinden, sondern auch maßgeblich die Beschaffenheit unseres Gewebes. Nahrungsmittel, die die Spannung der Muskulatur und des faszialen Netzes erhöhen, weil sie das Gewebe übersäuern und Entzündungen, die ja Reparaturen sind, an der Heilung hindern, können den Schmerz noch verstärken. Hingegen können die richtigen Nährstoffe sehr viel dazu beitragen, dass sich die Muskeln wieder entspannen und die Faszien schön elastisch bleiben. Sogar Knorpelgewebe kann sich, entgegen der landläufigen Meinung, mit den richtigen Nährstoffen wieder regenerieren. Das ist nachgewiesen und wir erleben es immer wieder.

WAS ESSEN MIT UNSEREM RÜCKEN ZU TUN HAT

Ihr Körper bemerkt, wenn etwas Ihrer Gesundheit schadet. Er geht dann in die genetisch fest installierte »Kampf-oder-Flucht-Reaktion« und spannt sich an. Das vergrößert den Schmerz in Ihrem Rücken, dessen Muskulatur ja ohnehin schon extrem verspannt ist. Was dem Körper dagegen guttut, das entspannt ihn und mindert, weil auch die Muskeln loslassen können, Rückenschmerzen.
Was noch dazukommt: Auf einer anderen Ebene trägt eine ungeeignete Ernährung zur Übersäuerung des Körpergewebes bei – und das mögen die Faszien gar nicht. Denn diese Säureüberschüsse vertreiben das Wasser aus ihnen, weil sie ihre Wasserbindungsfähigkeit verlieren. Die Faszien trocknen aus und werden spröde, brüchig und unflexibel. Auch das verstärkt natürlich Rückenschmerzen, weil die Vorderseite immer mehr verkürzt und dadurch der Druck auf die Bandscheiben immer größer wird.

Vorsicht, Übersäuerung

Neben den vielen industriellen Fertigprodukten mit ihren zahlreichen Farb-, Konservierungs- und sonstigen Zusatzstoffen sind vor allem Fleisch und Wurstwaren, Fisch, Eier sowie Milch und Milchprodukte kritisch, denn sie unterstützen massiv die Spannungserhöhung im Gewebe. Vor allem ein hoher Fleischkonsum übersäuert den Körper massiv, besonders wenn noch dazu verhältnismäßig wenig antioxidatives basisches Gemüse konsumiert wird. Tierisches Eiweiß enthält nämlich mehr schwefelhaltige Aminosäuren als pflanzliches Eiweiß – und die begünstigen eine Übersäuerung in den Geweben unseres Körpers. Das Bindegewebe im Zwischenzellraum kann dann immer schlechter Wasser binden, was dazu führt, dass die Zellen schlechter mit Nährstoffen versorgt werden und die Entsorgung der Abfallstoffe nicht mehr richtig funktioniert.
Zusätzlich wird infolge der vermehrten Aufnahme von tierischem Eiweiß auch vermehrt Kalzium, Kalium und Magnesium verbraucht und ausgeschieden. Dabei sind gerade diese Mineralstoffe wichtige basische Elektrolyte und haben großen Einfluss auf die Stoffwechselfunktion in unserem Körper. Verschärfend kommt hinzu, dass die Säuren bei einem bestimmten Grad an Übersäuerung kristallisie-

ren, um die Zwischenzellflüssigkeit möglichst basisch zu halten. Die Säurekristalle sammeln sich auch in den Knorpeln der Facettengelenke an und verstärken dort unter anderem Arthrosevorgänge.
Auch Milch und Milchprodukte, wie zum Beispiel Joghurt, Quark oder Käse, verursachen eine »Übereiweißung« des Körpers und irritieren damit den Kalziumhaushalt. Der in der Milch enthaltene Milchzucker (Laktose) führt ebenfalls zu Entzündungen und oxidativem Stress im Organismus.
Wenn Sie Schmerzen haben, sollten Sie daher möglichst wenig oder gar keine tierischen Eiweiße essen. Das wirkt entspannend auf den ganzen Körper und unterstützt die Wirkung der schmerzlösenden Übungen, die wir Ihnen ab **Seite 74** vorstellen.
Bei den Kohlenhydraten sind es Zucker, zuallererst der weiße Industriezucker, und Weißmehlprodukte, die den Stoffwechsel massiv belasten. Sie lassen die Faszien regelrecht karamellisieren, wie den Zucker in der heißen Pfanne, und machen sie damit unnachgiebig und spröde. Und: Wo jedes dieser Nahrungsmittel für sich genommen schon schlimm ist, wird der Körper um ein Vielfaches belastet, wenn man all das gleichzeitig in einer Mahlzeit isst – was heutzutage ja völlig normal ist.

Weniger ist mehr

Aber wie genau muss eine Ernährung aussehen, die Ihre Rückenschmerzen lindert und die Regeneration unterstützt? Es ist ganz einfach: Ihre tägliche Nahrung sollte einen möglichst hohen Anteil an Pflanzen und einen möglichst minimalen Anteil an tierischen Produkten enthalten. Sie sollte möglichst frei von Industrienahrung, also vollwertig biologisch sein, den Körper nicht übersäuern und die chronischen Entzündungen, die vielleicht den Organismus belasten, beenden. All das leisten Pflanzen. Deswegen ist ein möglichst hoher pflanzlicher Anteil beim Essen wichtig – so, wie wir es mit den nebenstehenden »Top Ten« der Lebensmittel empfehlen.
Wenn Sie noch glauben, Ihr Körper bräuchte Fleisch, dann machen Sie einfach um Ihrer selbst willen kleine Schritte. Reduzieren Sie tierisches Eiweiß –, also vor allem Fleisch und Milchprodukte sowie Eier – soweit Sie dies können. Egal, auf welchem Level Sie aktuell sind: Jede Minderung wird dazu beitragen, dass Sie sich besser fühlen. Jeder Schritt in diese Richtung bringt Sie näher in Richtung Schmerzfreiheit. Sie werden es fühlen.
Reduzieren Sie außerdem Alkohol, Softgetränke, Zigaretten und Schlimmeres, dann sind Sie auf dem richtigen Weg. Je mehr Sie von all dem weglassen, desto mehr trägt Ihre Ernährung zu Ihrer Gesundheit bei.

Probieren Sie es einfach aus!

Bringen Sie die Lebensmittel aus der Liste der »Top Ten« in Ihrem täglichen Speiseplan unter. Hochwertige Pflanzenkost enthält alles, um den täglichen Bedarf an Nähr- und Vitalstoffen zu decken. Auch das oft angeführte

TOP TEN: DIE BESTEN LEBENSMITTEL FÜR EIN SCHMERZFREIERES LEBEN

1 Vollkorngetreide – gerne auch Pseudogetreide wie Quinoa, Buchweizen, Hirse und Amarant – enthalten gesunde vollwertige Kohlenhydrate sowie eine gute Portion Eiweiß.

2 Hülsenfrüchte wie Bohnen, Linsen, Erbsen, Kichererbsen und Sojabohnen sind die besten Eiweißlieferanten.

3 Obst – reif geerntet, vorzugsweise aus der Region und saisonal – versorgt Sie mit vielen wertvollen Mikronährstoffen. Beeren in allen Variationen sind dabei die Asse unter den Früchten. Weil sie sich sehr gut einfrieren lassen, sind sie auch in der kalten Jahreszeit immer verfügbar.

4 Sämtliche Kohlsorten – Grünkohl nicht zu vergessen –, aber auch Meerrettich und Radieschen gehören zu den Kreuzblütlern. Diese sind extrem reich an Inhaltsstoffen, die es Krankheiten sehr schwer machen, sich zu etablieren.

5 Über andere Gemüsearten – auch grünes Blattgemüse wie Spinat und Mangold, gerne Kürbisse, Tomaten, Süßkartoffeln, Zucchini, Zwiebeln und Pilze, um nur einige beispielhaft zu nennen – freut sich unter anderem Ihre Darmflora. Und die ist überaus wichtig für ein »schlagkräftiges« Immunsystem.

6 Nüsse sind ein Muss, egal ob Mandeln, Walnüsse, Haselnüsse, Paranüsse, Macadamianüsse, Cashewkerne oder andere. Eine Handvoll davon ist ein traumhafter Sattmacher und liefert Ihrem Körper gleichzeitig reichlich gesunde Eiweiße und Fette.

7 Viele Samen enthalten einen hohen Anteil an Omega-3-Fettsäuren, die chronische Entzündungen abklingen lassen. Der Leinsamen steht hier an erster Stelle, aber Chia- und Hanfsamen versorgen Sie ebenfalls mit den wertvollen Fettsäuren.

8 Wildkräuter, egal ob Brennnessel, Löwenzahn oder Giersch, enthalten generell ein Vielfaches an gesunden Stoffen im Vergleich zu gezüchteten Kräutern.

9 Küchenkräuter sind aber ebenfalls empfehlenswert – gern alles, was im Garten wächst, so viel und so frisch wie möglich. Sie stärken damit nicht nur Ihr Immunsystem und Ihre Verdauung, sondern wirken der Übersäuerung der Muskulatur bestens entgegen.

10 Alle Gewürze, von Anis über Koriander bis zu Zitronengras, stecken voller heilkräftiger Substanzen. Besonders wirksam zum Beenden von Entzündungen ist Kurkuma, die Gelbwurz: täglich 1 Teelöffel davon und zusätzlich eine Prise schwarzer Pfeffer, der die Heilwirkung des Inhaltsstoffs Curcumin um ein Vielfaches verstärkt: Davon profitiert Ihr Rücken genauso wie der gesamte Körper.

Plus: Trinken ist wichtig, egal ob Quellwasser, grüner Tee, Matchatee oder sogar etwas Kaffee (Bioqualität, mit Wasserdampf entkoffeiniert). Nur genug muss es sein: etwa 2–3 Liter pro Tag. Allerdings nicht auf einmal, sondern möglichst gleichmäßig über den Tag verteilt insgesamt 10–15 Gläser à 200 Milliliter.

Eiweiß ist in hochwertiger Form ausreichend enthalten, selbst für Kraftsportler und andere leistungsstarke Athleten. Nur Vitamin B_{12}, das in früheren Zeiten über Erdreste an den Pflanzen aufgenommen wurde, sollte heute hochwertig ergänzt werden.

Wir sollten uns diese »neue« Art der Ernährung unbedingt »leisten«, möglichst auch aus kontrolliert biologischem Anbau, denn die Fakten sprechen eindeutig für sich. Sie zeigen, dass pflanzenbasierte Kost Schmerzen und Krankheiten vertreibt, die Gesundheit fördert und das Leben verlängert.

Wir selbst sind seit 28 Jahren zu 95 Prozent Veganer und haben nur zwischendurch mal etwa vier Jahre lang Fisch gegessen, weil wir zu dieser Zeit direkt am Meer wohnten und morgens auf dem Markt frisch gefangenen Fisch bekamen. Als wir merkten, dass wir uns ohne besser gefühlt haben, ließen wir das Fischessen aber wieder bleiben. Und wenn Sie fragen, was die verbliebenen fünf Prozent Ausnahmen sind: ab und zu mal ein Ei oder etwas Käse, Letzterer aber immer weniger, weil die veganen Alternativen immer besser werden.

Bleiben Sie am Ball

Unsere Top-Ten-Lebensmittel wirken sich nicht nur auf Ihren Rücken und die dazugehörende Muskulatur aus, sondern auf Ihren gesamten Körper – auch wenn sich die volle Tragweite und positive Schlagkraft erst nach einigen Wochen richtig bemerkbar macht. Wundern Sie sich also nicht, wenn so nebenbei das eine oder andere überflüssige Kilo wie von Zauberhand verschwindet … Ihr Körpergewicht ist zwar nicht schuld an Ihren Rückenschmerzen, aber wenn Sie sich leichter und fitter fühlen, haben Sie auch mehr Lust, sich im Alltag zu bewegen. Und genau das braucht Ihr Rücken, um mobil zu bleiben.

Unser Tipp: Intervallfasten

Intervallfasten bedeutet, dass Sie Ihre Mahlzeiten innerhalb von 8 Stunden zu sich nehmen und 16 Stunden lang nichts essen. Sie essen also nur zwischen 12 und 20 Uhr und verzichten auch in dieser Zeit auf Snacks zwischendurch. Zwischen 20 und 12 Uhr wird dann aufgeräumt und Enzyme kümmern sich darum, Altlasten im Organismus zu entsorgen oder zu recyceln, indem sie aus altem Mikroabfall, beschädigten Zellbestandteilen und verbrauchten Eiweißmolekülen neues Baumaterial herstellen.

Die Wirkung des Intervallfastens ist beinahe unglaublich: Entzündungen werden gestoppt, weil die dafür verantwortlichen Stoffwechselentgleisungen beseitigt oder Strukturen repariert werden. Schmerzen lassen nach und verschwinden schließlich ganz. Das geschieht natürlich umso schneller, je gesünder Sie sich in der Nicht-Fasten-Phase ernähren. Gesunde hochwertige pflanzliche Lebensmittel können den Heilungsprozess also effektiv unterstützen und dazu beitragen, dass sich Ihr Rücken endlich wieder regenerieren kann.

DESHALB EMPFEHLEN WIR UNSERE NAHRUNGSERGÄNZUNGSMITTEL

Wenn Sie sich für das Thema Nahrungsergänzungsmittel interessieren, finden Sie ausführliche Informationen unter shop.liebscher-bracht.com.

Aus Erfahrung wissen wir, dass sich viele Menschen heutzutage nicht optimal ernähren. Die »gutbürgerliche Küche« (häufig Fleisch, Fisch, Wurst, Eier, Milch, Käse, Quark, zu viel Industrienahrung, zu viel Zucker und zuckerhaltige Softdrinks, Süßigkeiten und so weiter) trägt zur Übersäuerung, Spannungserhöhung der Muskeln, Verdrängung des Wassers aus den Faszien und damit zur Versteifung der Faszien bei. Hinzu kommen der allgegenwärtige Stress und negative Umwelteinflüsse wie Elektrosmog (der vor allem am Schlafplatz vermieden werden sollte!), die die Anspannung weiter erhöhen.
Um all dies ausgleichen zu können, benötigt unser Körper viel mehr gesunde Mikronährstoffe als sonst. Je geringer der Anteil an Zucker sowie tierischen und anderen belastenden Stoffen an der Nahrung ist, desto weniger muss er ausgleichen. Mit Lebensmitteln aus kontrolliert biologischem Anbau tragen Sie zum Ausgleich der belastenden Stoffe bei.
Dies unterstützen Sie in idealer Weise, wenn Sie Ihre Nahrung mit den von mir (Petra) entwickelten Nährstoffen ergänzen. Damit erhöhen Sie die Chance, auf der sicheren Seite zu sein. Je biologisch ungeeigneter Ihre Ernährung ist, wenn Sie rauchen oder Alkohol trinken, desto wichtiger wird die zusätzliche Einnahme hochwertiger Nahrungsergänzung, die dies gezielt ausgleicht. Damit tragen Sie zur Entspannung der Muskeln und Flexibilität der Faszien bei. Am besten gelingt das in Kombination mit unseren Übungen.
Um Schmerzbetroffene gezielt mit den optimalen Nährstoffen zu versorgen, nutzen wir die Synergien von drei sich ergänzenden Rezepturen, die ich im Laufe der letzten 25 Jahre immer weiter optimiert habe. Eine trägt dazu bei, die Übersäuerung der Zwischenzellflüssigkeit auszugleichen, wodurch die Faszie mehr Wasser aufnehmen kann. Die zweite sorgt dafür, dass sich die Speicher wieder mit den Nährstoffen füllen, die bei den meisten meiner Patienten laut Blutuntersuchungen nur ungenügend vorhanden sind. Die dritte ergänzt speziell die Nährstoffe, die der Körper benötigt, um die Struktur der Gelenke und der Wirbelsäule sowie der Muskeln und Faszien (Sehnen, Kapseln, Bänder) zu regenerieren. Weitere (B_{12}, D_3 und Q10) schließen weitere häufige Nährstofflücken.

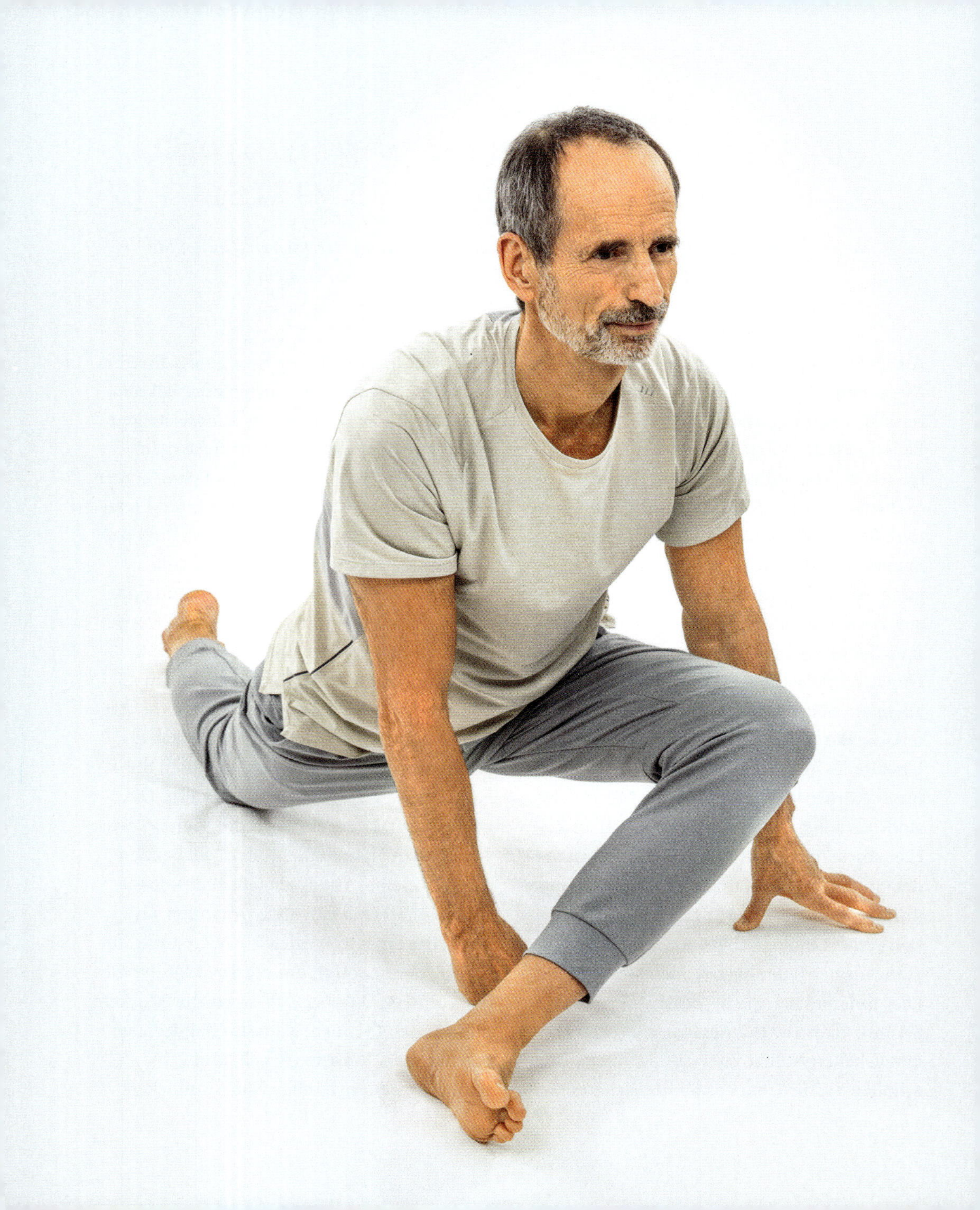

SO BEHANDELN SIE IHREN RÜCKEN SELBST

Auch wenn Sie skeptisch sein sollten: Es gibt nichts zu verlieren, aber unendlich viel zu gewinnen – das Wissen, sich selbst helfen zu können und die Freiheit von Rückenschmerzen. Es wird ein neues, ein anderes Leben sein, in dem Ihnen Rückenschmerzen keine Angst mehr machen.

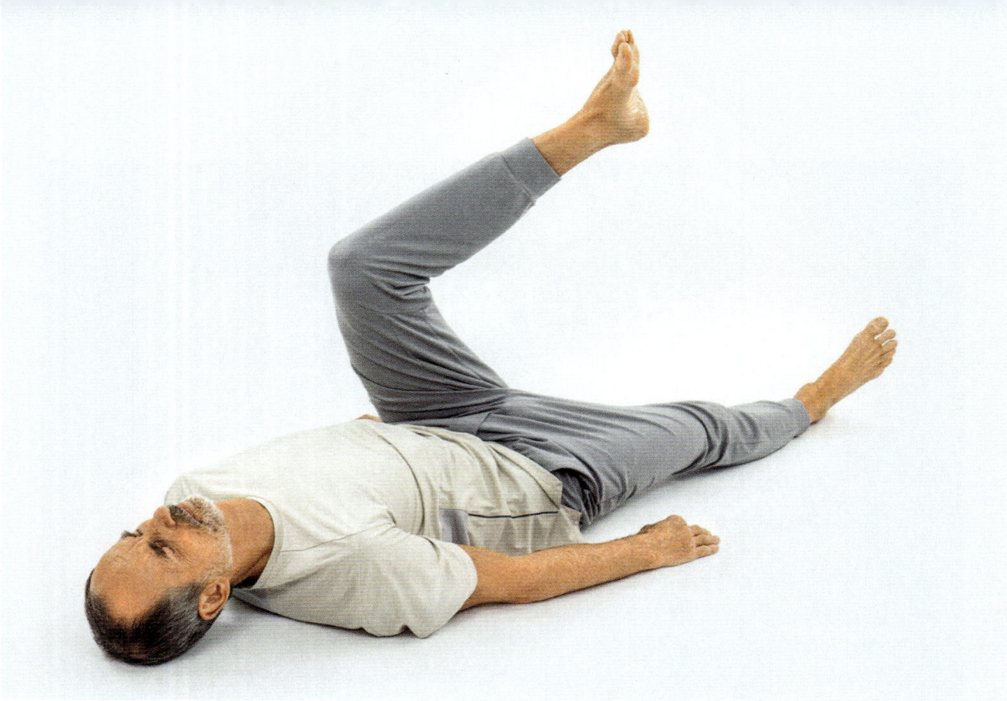

TIPPS FÜR DIE ÜBUNGSPRAXIS

Nachdem wir Sie im Theorieteil rund um das Thema Rückenschmerzen informiert haben, möchten wir Ihnen nun zeigen, wie Sie am besten vorgehen, um diese selbst zu beseitigen. Dazu vorab etwas Generelles zur Vorgehensweise: Sie können bei Rückenschmerzen aller Art – völlig unabhängig von Ihrer Vorgeschichte – direkt mit den Dehn- und Kräftigungsübungen, der Faszien-Rollmassage oder auch der Light-Osteopressur beginnen. Letztlich werden Sie sich auf Dauer nur dann von Ihren Rückenschmerzen befreien können, wenn Sie eine der Selbsthilfemaßnahmen – oder am besten mehrere, am allerbesten natürlich alle drei in Kombination – auf Dauer durchführen. Suchen Sie sich dazu zunächst diejenigen Übungen aus, die Ihnen am meisten zusagen.

Zweifeln Sie daran, sich selbst helfen zu können, weil Sie schon seit langer Zeit unter sogenannten chronischen Rückenschmerzen leiden, ein Bandscheibenvorfall oder andere Schädigungen der Wirbelsäule bei Ihnen diagnostiziert wurden oder Sie sogar schon operiert wurden? Dann empfehlen wir Ihnen, zunächst einen der von uns ausgebildeten Ärzte, Heilpraktiker oder Therapeuten aufzusuchen. Dort wird man bei Ihnen die Osteopressur anwenden, die Profivariante der in diesem Buch gelehrten Light-Osteopressur. Schon nach einer Behandlung wissen Sie Bescheid und haben Sicherheit. Dann können Sie entscheiden, ob Sie noch weiter betreut und langsam in Ihre Eigentherapie eingeführt werden wollen oder ob Sie gleich selbst versuchen, mit den Übungen und Techniken klarzukommen.

Die Übungen, die wir Ihnen in diesem Buch zeigen, sind die wirksamste und grundlegendste Eigentherapie. Denn sie sind der direkte Ausgleich für die im Alltag zu wenig genutzten Gelenkwinkel, die Ihre Rückenschmerzen sowie alle Schädigungen, die vielleicht schon vorliegen, verursacht haben. Über kurz oder lang ist es also wichtig, dass Sie aus den hier dargestellten Übungen die Varianten auswählen, mit denen Sie am besten klarkommen.

Zum Üben benötigen Sie einige spezielle Hilfsmittel oder alternativ Alltagsgegenstände aus dem Haushalt. Sie werden ab **Seite 54** näher beschrieben.

DAS MACHT DAS ÜBEN SICHER

Die von uns entwickelten Selbsthilfetechniken entfalten meist eine sehr große Wirksamkeit. Doch für gute Ergebnisse ist eine hohe Intensität notwendig und daher ist es wichtig, den Fokus auf maximale Sicherheit zu legen. Bei allen drei Selbsthilfetechniken ist die Voraussetzung dafür, dass der Körper als ideales Messinstrument in jedem Moment der Selbsttherapie befragt und beachtet wird. Es gibt – neben der Genauigkeit der Ausführung – zwei entscheidende Faktoren, die genau beobachtet und eingehalten werden müssen.

Die Intensitätsskala

Der erste Faktor ist der Schmerz, der beim Üben ausgelöst wird. Ob bei den Dehnkräftigungen, beim Rollen oder beim Drücken: Er darf einen bestimmten Wert nicht übersteigen. Diesen Wert beziffern wir mit einer 10 und das ist ganz einfach zu verstehen. Unsere Skala geht von 0 bis 12 und darüber hinaus:

- Sie startet völlig schmerzfrei bei 0 und geht über 1, 2, 3 und 4 von sehr wenig Druck oder Spannung bis hin zu deutlichem Druck oder Spannung.
- Bei der 5 schlägt beides in leicht schmerzhaftes Empfinden um.
- Dieses steigert sich bis 7 und schließlich 8 als deutlich wahrnehmbarer Schmerz, den man aber gern aushält, weil man weiß, dass er einem positiven Zweck dient: der

Freiheit vom quälenden, negativ besetzten Rückenschmerz.

- Über 8 steigert sich der Schmerz bis 9,5 noch einmal, wobei er trotzdem noch positiv zu ertragen ist. Das heißt, man kann ihn »loslassen« und entspannt atmen, obwohl es sehr deutlich schmerzt. In diesem Skalenbereich reagiert der Körper viel deutlicher in Form der von uns beabsichtigten Anpassung.
- Ab 10 kippt das Loslassenkönnen. Man fängt an »gegenzuspannen« – mental über ein »Ich muss es ertragen«, körperlich über ein unwillkürliches Ballen der Fäuste, Zusammenbeißen der Zähne oder Ähnliches.
- Dies steigert sich über 11, 12 und so weiter, bis man irgendwann vor Qual abbrechen muss. All diese Effekte, beginnend mit der 10, sind kontraproduktiv, denn sie kreieren neue Anspannungen im Gehirn – doch genau diese wollen wir ja bei der Therapie unbedingt mindern oder löschen.

Aus diesen Überlegungen resultiert die Anforderung, bei den Übungen und der Light-Osteopressur den erzeugten Schmerz größer als 8 und kleiner als 10 zu halten.

Die Faszien-Rollmassage nimmt dabei eine Sonderstellung ein. Der dabei ausgelöste Schmerz muss zwar ebenfalls unter 10 bleiben und sollte auch über 8 liegen. Aber es ist nicht immer möglich, dass er über 8 liegt – und das ist auch gar nicht immer nötig, denn die Rollwirkung beginnt sich auch schon bei geringerer Intensität zu entfalten.

Bewusst und langsam üben

Die zweite Sicherheitsgarantie ist das möglichst bewusste und langsame Üben, das bewusste und langsame Rollen und das bewusste und langsame Drücken. Denn der Körper kann nur bei Bewegungen und Belastungen überbeansprucht werden, die so schnell sind, dass das Alarmsystem des Körpers – die warnenden Schmerzen – sie nicht mehr rechtzeitig stoppen kann.

Knochenbrüche, Sehneneinrisse, Kapsel- und Bandscheibenverletzungen, Muskelfaserrisse und so weiter können ohne äußere Einflüsse immer nur in schnellen Bewegungen bei einem Sturz, im Abrutschen oder mit Schwung passieren. Bei langsam und bewusst ausgeführten Bewegungen, die genau nach unse-

ACHTUNG: ANDERE SCHMERZSKALA!

In der herkömmlichen Schmerztherapie wird mit einer Schmerzskala von 1 bis 10 gearbeitet, oft in Form der sogenannten VAS-Skala. Mit einem Schieber stellt der Patient einen Wert zwischen ☺ und ☹ ein. ☹ bedeutet: der schlimmste vorstellbare Schmerz. Der Schmerztherapeut dreht den Schieber um und liest einen Wert zwischen 0 = ☺ und 10 = ☹ ab. Diese 10 ist aber ein sehr viel schlimmerer Schmerz als der, den die 10 in unserer Skala markiert.

ren Anleitungen ausgeführt werden, sind Schädigungen so gut wie unmöglich.

Übungen am Boden

Vielleicht fällt es Ihnen anfangs schwer, sich zum Üben auf den Boden zu begeben. Versuchen Sie es bitte trotzdem. Nur wenn Sie es gar nicht können, führen Sie die Übung stattdessen auf dem Bett durch. Das Wichtigste dabei: Versuchen Sie es immer wieder und lassen Sie sich nicht helfen. Nutzen Sie einen Stuhl oder Ähnliches, um sich abzustützen, oder probieren Sie eine andere Körperposition aus. Sie werden überrascht sein, wie schnell Ihr Körper es Ihnen zunehmend möglich macht – das nennt man Training.

SICH SELBST SICHER UND EFFIZIENT BEHANDELN

Führen Sie alle Techniken und Übungen bitte genau so aus, wie sie beschrieben sind. Üben Sie langsam und bewusst und nur, wenn Sie sich wach und geistig klar fühlen. Achten Sie darauf, nicht in die Intensität 10 oder darüber zu geraten. Neben dem ausgelösten Dehnungs- oder Druckschmerz kann auch ein Unwohlsein körperlicher oder geistiger Art aufkommen (Schwindel, es wird einem schlecht …). Versuchen Sie, die Intensität immer über 8 und unter 10 (8,5 bis zu 9,5) »einzustellen«.

SO GESTALTEN SIE IHR ÜBUNGSPROGRAMM

Wie Sie schon wissen, bieten wir Ihnen zur Selbstbehandlung drei Techniken an. Wir beschreiben Sie Ihnen hier noch einmal zusammenfassend, damit Sie ein Gefühl dafür bekommen, wie Sie am besten anfangen.

Die drei Techniken der Selbstbehandlung

- Mit der Technik der **Light-Osteopressur (siehe Seite 57 ff.)** können Sie sich bei Schmerzen meist sehr schnell helfen. Der Lernaufwand ist aber höher als bei den anderen Techniken, da das Drücken umso besser hilft, je besser Sie die Punkte treffen. Aber es lohnt sich, auch wenn es anfangs vielleicht nicht gleich klappt. Denn wenn Sie die Punkte immer genauer treffen, haben Sie eine sehr schnell wirkende Akuttherapie für Ihre Rückenschmerzen zur Hand. Und Sie kommen besser in Ihre Übungen hinein, weil Sie entspannter sind und bei wiederholter Anwendung immer beweglicher werden.
- Die **Übungen ab Seite 74** können Ihnen leichter oder schwerer fallen. Das hängt von Ihrem Zustand ab und davon, wie gewohnt Sie es sind, Ihren Körper auf diese Weise anzusteuern. Letztlich aber sind sie das Wichtigste auf Ihrem Weg zur lebenslangen Schmerzfreiheit. Wir empfehlen Ihnen daher, sie von Anfang an zu üben. Bitte stellen Sie dabei keine

zu hohen Anforderungen an sich. Es ist viel besser, eine Übung zumindest im Ansatz zu versuchen, auch wenn Sie sie zu Beginn vielleicht kaum ausführen können, weil Sie gar nicht in die verlangte Körperposition kommen. Bitte sagen Sie niemals: »Das kann ich nicht.« Die einzige zulässige Aussage ist: »Heute kann ich das noch nicht, morgen besser – wenn auch vielleicht nur ein winziges Stück.« Ihr Körper reagiert auf jeden Fall! Das garantieren wir Ihnen, denn es ist erwiesen, dass er sich bis ins allerhöchste Alter anpassen kann. Durch die Übungen programmieren Sie im Gehirn neue, hochwertige Bewegungsprogramme. Ihr Bewegungssystem wird dadurch mit der Zeit immer besser funktionieren.

- Die **Faszien-Rollmassage** ist wahrscheinlich die Selbsthilfetechnik, die die meisten Menschen am leichtesten erlernen. Auch Sie werden bei der Anwendung schnell merken, dass Sie sich in den gerollten Bereichen immer wohler fühlen. Alles wird leichter, die Haut wird schöner, Ihre Beweglichkeit steigt. Wenn Sie die Rollmassage regelmäßig anwenden, werden Sie feststellen, dass die Empfindlichkeit gestresster Muskeln zunehmend nachlässt und Sie auch die Übungen immer besser absolvieren können. Die Schmerzlinderung, die Sie bei der Light-Osteopressur »auf den Punkt« in kürzester Zeit bewirken, erreichen Sie mit der Faszien-Rollmassage mit deutlich mehr Zeiteinsatz. Dafür haben

Duch gezieltes und vor allem kontinuierliches Dehnen werden verkürzte Muskeln und Faszien wieder elastisch.

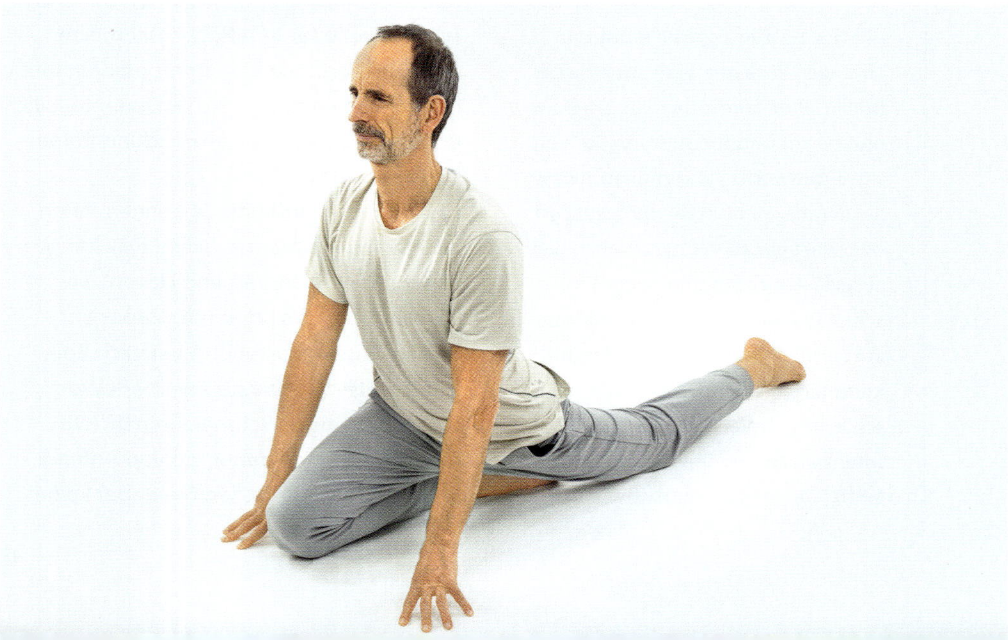

Sie bei Letzterer den zusätzlichen Effekt der Stoffwechselverbesserung. Los geht's auf **Seite 104**.

Wenn es Ihnen zeitlich möglich ist, empfehlen wir Ihnen, alle drei Techniken zu nutzen. Dadurch entfalten Sie eine solche Positivspirale, dass sich die ersten Erfolge sehr kurzfristig, vielleicht sofort einstellen. Im Grunde müssen Sie dafür nur sehr wenig zusätzliche Zeit investieren – und dann konsequent dranbleiben. Damit Ihnen beides leichtfällt, machen wir Ihnen hier ein paar über viele Jahre erprobte und bewährte Vorschläge.

Ihr persönlicher Trainingsplan

Um sich Ihren individuellen Trainingsplan zu erstellen, gehen Sie bitte wie folgt vor:

- Nehmen Sie sich einige Tage Zeit, um zunächst sämtliche Light-Osteopressuren, Übungen und Faszien-Rollmassagen auch in allen Varianten einmal auszuprobieren.
- Fühlen Sie in sich hinein und notieren Sie jedes Mal, wie leicht es Ihnen fiel, wie hoch der dabei ausgelöste Drück-, Übungs- oder Rollschmerz war – und ob Sie das Gefühl hatten, dass Ihr Rücken genau das dringend braucht, weil die Beweglichkeit höher wurde, der Schmerz geringer und es sich hinterher irgendwie besser anfühlte.
- Stellen Sie sich zum Start ein Programm zusammen, das die Techniken und Übungen enthält, die Ihnen am leichtesten fallen und die zugleich gut wirken, die eine hohe Schmerzintensität auslösen und von denen Sie denken, dass das genau die richtigen für Ihren Rücken sind.
- Koppeln Sie die Dehnübungen an Ihre Morgenroutine (**siehe Seite 52**) und machen Sie sie an sechs Tagen in der Woche. Das Drücken und die Faszien-Rollmassage koppeln Sie an Ihre Abendroutine und wechseln täglich, sodass Sie 3-mal pro Woche drücken und 3-mal rollen. Natürlich können Sie sich das Üben auch anders einteilen, Hauptsache, Sie üben regelmäßig.
- Beginnen Sie lieber mit einem kleineren Programm, das Sie höchstwahrscheinlich eher »durchhalten«, als wenn Sie sich zu viel vornehmen. Erweitern Sie es erst, wenn sich Routine eingestellt hat.
- Reduzieren Sie das Programm, wenn Sie merken, dass es aktuell noch zu umfangreich ist, zu viel Zeit oder auch Kraft kostet.
- Wechseln Sie immer mal wieder Übungen oder Techniken und vergleichen Sie die Ergebnisse.
- Je beweglicher Sie werden, desto mehr körperlich anspruchsvollere Varianten können Sie probieren. Hören Sie in sich hinein, ob sie eine höhere oder geringere Wirkung haben, und entscheiden Sie entsprechend.
- Wenn Sie bemerken, dass Sie lieber mehr Übungen und Techniken absolvieren würden, aber nicht genug Zeit haben, teilen Sie die Übungen in zwei Gruppen und absolvieren die eine Gruppe montags, mittwochs und freitags und die andere dienstags, donnerstags und samstags.

ENTWICKELN SIE IHRE PERSÖNLICHE ROUTINE

Kennen Sie das Gefühl, sich morgens »eingerostet« zu fühlen und schon Spannungen oder Schmerzen zu spüren? Nehmen Sie das als Anlass, direkt Ihre Viertelstunde zu üben. Anschließend genießen Sie, dass Sie sich viel freier, beweglicher und schmerzfreier fühlen. Vielleicht kennen Sie aber auch eher das Gefühl, nach einem langen Tag mit Arbeit und Anstrengung schwer, schlapp und leer zu sein? Das ist Ihr Anlass, sich zu rollen oder zu drücken – sich Gutes zu tun. Ihr Abend wird viel leichter und angenehmer sein und Ihren Schlaf werden Sie genießen.
Und wie gelingt das jeden Tag? Das Zauberwort heißt Routine. Dazu ein Tipp: Schaffen Sie keine neue Routine, sondern erweitern Sie eine, die Sie sowieso schon länger praktizieren – oft ohne sich dessen bewusst zu sein. Was meinen wir damit?

Morgens die Übungen

Fangen wir am Morgen an. Wir raten Ihnen dringend, das Wichtigste, nämlich die Übungen, möglichst rasch nach dem Aufstehen abzuhaken. Warum? Weil Sie vermutlich wie die meisten Menschen am Morgen einer biologisch vorgegebenen Routine folgen: Nach dem Aufstehen gehen Sie ins Bad. Hängen Sie also Ihre 10 bis 15 Minuten kurze Übungszeit an Ihren Toilettengang, ans Zähneputzen dran. Egal, was Sie kurz nach dem Aufstehen tun, kombinieren Sie es mit einer Übungssession. Wenn Sie Ihre schon bestehenden Routinen auf diese Art nutzen, wird es schnell normal, die Übungen zuverlässig einzubauen. Früh am Morgen ist zudem die Wahrscheinlichkeit groß, dass nichts passiert, was Sie vom Üben abhält. Wir empfehlen daher auch, das Smartphone ausgeschaltet zu lassen, bis die Übungen absolviert sind. Erhalten Sie sich die morgendliche Ruhe, damit Ihr Tag unbelastet und ungestört beginnen kann.

Abends die Massagen

Da die Zeit am Morgen erfahrungsgemäß bei den meisten Menschen sehr begrenzt ist, schlagen wir vor, die Faszien-Rollmassage

PROBIEREN SIE ES AUS!

Seit Jahrzehnten diskutieren wir mit Patienten, die sich mit dem Üben schwertun, warum sie ihre Übungen nicht machen, wir motivieren sie, beschwören sie … Doch all das bringt nichts. Aber am Morgen die Übungen an eine bestehende Routine anzuhängen und am Abend das Rollen und Drücken mit einer starken Routine – und das ist für die meisten das Fernsehen – zu verknüpfen, das hat sich wirklich bewährt. Glauben Sie uns das und setzen Sie Ihre ganze Willenskraft ein, bis es Ihnen nach zwei, drei Wochen sehr viel leichter fällt.

und auch die Light-Osteopressur vielleicht abwechselnd am Abend zu absolvieren.
Was machen die meisten am Abend nach dem Abendessen? Richtig, sie schauen fern, einen Film, was auch immer. Natürlich wäre es am besten, sich bei der Light-Osteopressur und ebenso bei der Faszien-Rollmassage auf ebendiese zu konzentrieren. Wenn Sie das möchten, dann ersetzen Sie das Fernsehen durch eine der beiden Techniken. Aber viel, viel besser, als den Abend völlig passiv im Fernsehsessel oder auf der Couch zu verbringen, ist es in jedem Fall, sich während des Spielfilms oder der Nachrichten zu drücken oder zu rollen.
Falls Sie noch keinen gemütlichen Teppich im Wohnzimmer haben, empfehlen wir Ihnen, sich einen zuzulegen. Denn auch ohne zu rollen oder zu drücken, ist das Sitzen auf dem Boden vielleicht zunächst ungewohnt, aber ungleich gesünder. Warum? Weil es Ihnen alle paar Minuten unbequem wird und Sie die Position wechseln müssen. Auf diese Weise können Sie völlig ohne Zeitstress, ohne zusätzliche Zeit zu investieren, ganz in Ruhe drücken oder rollen, vielleicht sogar beides.

Einmal pro Woche Pause

Machen Sie einen Tag Pause in Ihrem speziellen Übungsprogramm, damit der Körper »aufholen« kann, was er bei dem durch die Selbsthilfetechniken ausgelösten Umbau, der Renovierung oder der Regeneration eventuell noch nicht geschafft hat.

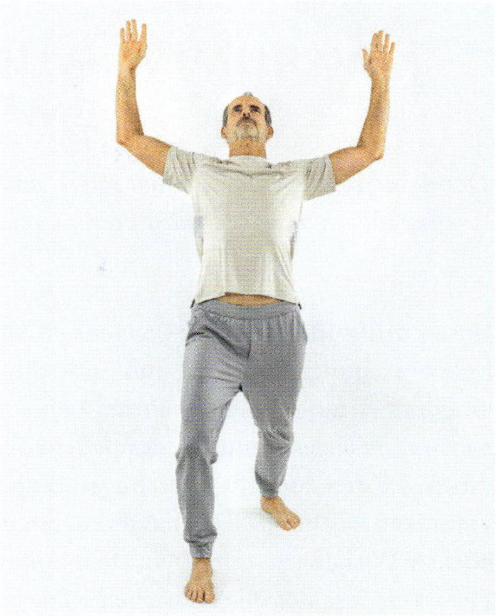

Um die volle Beweglichkeit des Rückens wieder zu erreichen, sollten Sie möglichst täglich üben.

Auch wenn Sie merken, dass Sie zu viel getan haben, eine Abneigung entwickeln und spüren, dass es Ihnen immer schwerer fällt und Sie sich mehr und mehr zwingen müssen, die Übungen zu machen, dann hören Sie auf Ihren Körper. Oft sind das Anzeichen dafür, dass er mehr Zeit haben möchte, sich an all die Reize, die Sie gesetzt haben, anzupassen. Sie müssen dann nicht unbedingt aussetzen, aber fahren Sie Ihr Programm herunter, bis Sie spüren, dass die Dosis wieder passt. Unterschätzen Sie nicht, wie viele positive Aufräum- und Umstellungsarbeiten unsere Techniken auslösen können.

WARUM WIR UNSERE HILFSMITTEL EMPFEHLEN

Damit Sie Ihre Schmerzfreiheit selbst »in die Hand nehmen« und sich dabei so zielsicher und effizient wie möglich selbst therapieren können, haben wir einige Hilfsmittel entwickelt.

Unsere Hilfsmittel sind das Ergebnis 30-jähriger Forschung, Erfahrung und Entwicklung und optimal auf unsere bewährten Vorgehensweisen abgestimmt. Sie ermöglichen es Ihnen, die drei zur Selbsttherapie gehörenden Techniken bestmöglich auszuführen, um die höchste Wirkung zu erreichen. Denn unser Ziel ist es, dass sich alle Menschen selbst bei Schmerzen helfen können. Genau dafür sind unsere Hilfsmittel konzipiert.
Sie sind skeptisch, weil wir hier Dinge anbieten, die Sie kaufen sollen? Keine Sorge, wir beschreiben auf **Seite 56**, welche Alltagsgegenstände Sie alternativ einsetzen können, wenn Sie das möchten.

- Die Übungsschlaufe, der Rückenretter und der Knieretter unterstützen Sie bei den Dehn- und Kräftigungsübungen. Das Wichtigste beim Training ist, in der exakten Position zu üben. Die Übungsschlaufe hilft dabei, indem sie Ihre Arme »verlängert« und das integrierte Krafttraining ermöglicht. Die Keile vereinfachen das Üben, intensivieren die Dehnung und ermöglichen es, mehrere Bereiche gleichzeitig zu trainieren.
- Spezielle Faszienrollen und -kugeln (**mehr dazu ab Seite 109**) entspannen die muskulär-faszialen Gewebe und erleichtern so das Üben deutlich. Außerdem sorgen sie für einen intensiven »Anschubstoffwechsel«. Dieser ist gerade im Anfangsstadium der Therapie ein wichtiges Mittel, um die im Rücken und den umliegenden Geweben angesammelten Stoffwechselabfälle abzutransportieren und die Zellversorgung mit Nährstoffen zu verbessern. Je länger Sie üben, desto mehr kann die Bewegung wieder ihre Aufgabe übernehmen, den Stoffwechsel auf einem optimalen Niveau zu halten. Gerade für ältere Menschen ist die Faszien-Rollmassage im Bereich des Rückens sehr wichtig, da sich dort im unbewegten Bereich viele Ablagerungen ansammeln (**siehe Seite 105**).
- Mit den Drückern führen Sie die Light-Osteopressur aus und entspannen damit die Muskeln, deren Überspannung für die Rückenschmerzen verantwortlich ist. Da die Fingerkraft meist nicht ausreicht und bestimmte Stellen nicht erreichbar wären, haben wir ein spezielles Drücker-

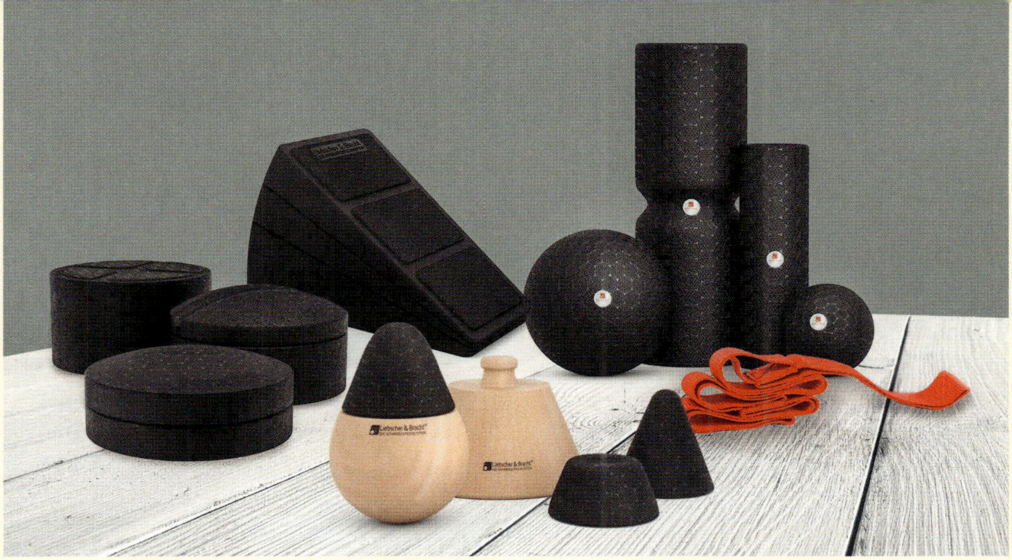

Von links nach rechts hinten: Unser Rückenretter, der Knieretter, das Faszien-Rollmassage-Set, davor die Übungsschlaufe, im Vordergrund das Drücker-Set für die Light-Osteopressur.

Set entwickelt. Es besteht aus einem runden Griffstück für die Hand (in den Anleitungen »Kugelgriff« genannt), einem Kegel, der an die Wand gelehnt oder auf den Boden gestellt werden kann (»Kegelhalter«), sowie verschiedenen Aufsätzen. Diese Aufsätze haben unterschiedliche Formen (Spitze, Rundspitze, Flachspitze) für alle Ecken und Winkel Ihres Körpers und jeweils drei verschiedene Festigkeiten (weich, mittel, hart). Mit diesen neun Varianten stehen Ihnen alle Hilfsmittel zur Verfügung, die Sie als Laie für die Light-Osteopressur benötigen.

- Die Schmerzfrei-Nährstoff-Kombi besteht aus drei sich gegenseitig verstärkenden Mischungen ergänzt durch drei wichtige Einzelwirkstoffe (**siehe Seite 43**). Sie dienen der Entspannung der Muskeln, der Entsäuerung der Faszien, dem Auffüllen der Mikronährstoffspeicher und der Bereitstellung von Reparaturmaterial für die Gelenke und Wirbelsäule, was vor allem wichtig ist, wenn es um Knorpel- und Bandscheibenregeneration geht.

Wenn Sie bestmögliche Ergebnisse erzielen möchten, sollten Sie die Vorteile nutzen, die Ihnen diese Hilfsmittel verschaffen, denn deswegen haben wir sie entwickelt. Falls Sie mit dem Kauf zögern, dann bedenken Sie bitte, dass es sich um eine einmalige Investition handelt und Sie die Hilfsmittel bei normalem Gebrauch viele Jahre benutzen können. Es geht um Ihre Gesundheit, um Ihre lebenslange Schmerzfreiheit. Wie schnell haben Sie viel größere Summen ausgegeben für Dinge, die Sie nicht wirklich brauchen (das neue Auto, den Fernseher, das Handy oder für Sachen, die Ihnen sogar schaden (Zigaretten, Süßigkeiten ...). Die Kosten für unsere Hilfsmittel betragen nur einen Bruchteil solcher Ausgaben und eine bessere Investition werden Sie kaum tätigen können. Davon sind wir aus tiefstem Herzen überzeugt. Denn was ist letztlich wichtiger als Ihre Schmerzfreiheit und Gesundheit?

ALTERNATIVEN AUS DEM ALLTAG

Trotzdem können Sie sich natürlich fürs Erste mit Alternativen behelfen. Das kostet Sie ein wenig Zeit und das Üben ist etwas umständlicher und voraussichtlich auch nicht ganz so wirksam wie mit den Originalen. Aber probieren Sie es einfach selbst aus.

- Statt der Schlaufe können Sie einen Gürtel oder ein (Hand-)Tuch nutzen.
- Als Ersatz für den Knie- und den Rückenretter können Bücher, feste Polster oder Treppenstufen dienen.
- Statt der Maxi-Rolle können Sie eine festere flexible Pappe auf etwa 12 cm Durchmesser zusammenrollen, wenn nötig noch ausreichend weichen Stoff darüberziehen und alles mit breitem Klebeband fixieren. Die herkömmlichen Faszienrollen eignen sich nicht, da ihr Durchmesser meist zu groß und ihr Material meist zu hart ist.
- Statt der Medi-Rolle können Sie eine mit Wasser gefüllte runde 1,5-Liter-Plastikflasche verwenden, denn auch hier sind die herkömmlichen Faszienrollen aus den genannten Gründen kein adäquater Ersatz.
- Statt der Mini-Rolle können Sie sich mit einer entsprechend abgesägten Holzstange oder einer schmalen länglichen Spraydose behelfen, die mit einem Tuch oder sonstigem Material umwickelt ist, das die Härte ausreichend abpolstert. Herkömmliche Faszienrollen sollten Sie nur verwenden, wenn diese nicht hart sind.
- Statt der Kugel-Rolle können Sie einen American Football verwenden. Bitte so viel Luft rauslassen, dass die Oberfläche etwas nachgiebig wird.
- Für die Medi-Kugel und die Mini-Kugel eignen sich als Ersatz entsprechend große Bälle aus dem Kinderzimmer oder aus Ihrem Sportbedarf. Sie sollten aber unbedingt eine etwas nachgiebige Oberfläche haben, weswegen wir von Golfbällen und Ähnlichem abraten.
- Als Drücker können Sie weichere Gummiteile aus der Küche und dem Kinderzimmer oder ein Hundespielzeug verwenden. Gut geeignet sind auch große Wein- oder Sektkorken, die sich entsprechend in Form schneiden lassen.

Sie können unsere Hilfsmittel in unserem Internetshop erwerben (siehe Seite 123). Dort finden Sie auch mehr Infos über die Hintergründe ihrer Entwicklung, die verwendeten Materialien, Inhaltsstoffe und unseren ökologischen Anspruch.

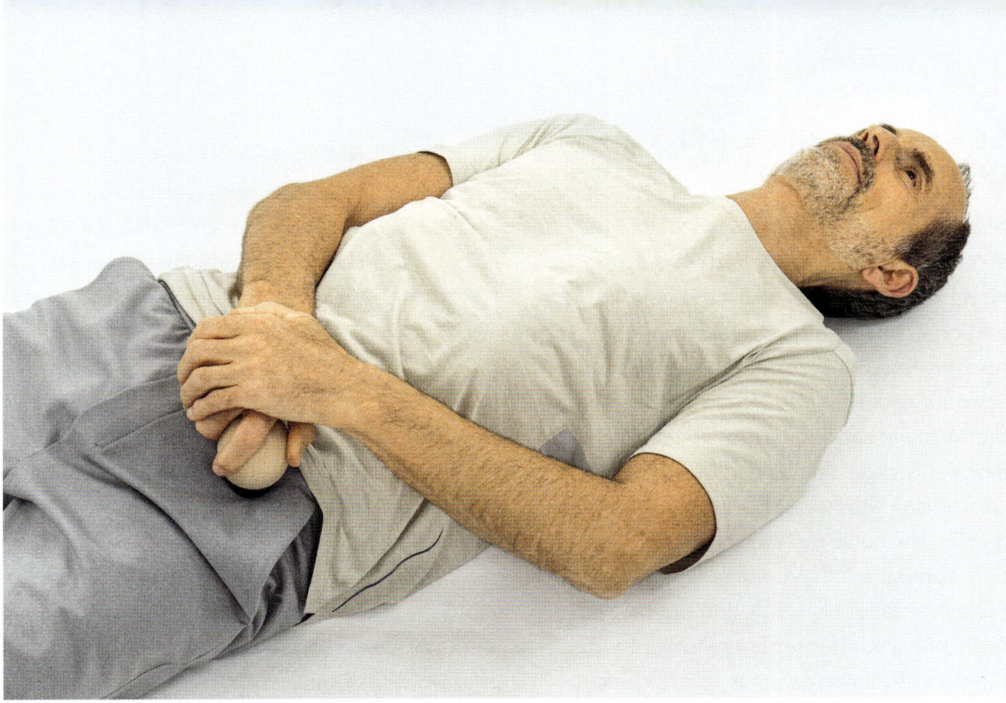

LIGHT-OSTEOPRESSUR

Die Light-Osteopressur ist eine Akutmaßnahme gegen Schmerzen und die Selbsthilfeversion der Osteopressur **(siehe Seite 36 f.)**. Sie drücken dazu auf genau vorgegebene Punkte am Körper und können so – wenn Sie exakt genug treffen – Rückenschmerzen innerhalb von Minuten deutlich reduzieren oder sogar ganz verschwinden lassen. Meist stellen Sie nach dem Drücken auch fest, dass Sie sich leichter fühlen, sich besser bewegen, spüren oder ansteuern können.

Damit Sie die Bereiche ausreichend stark drücken können, ohne die Stellen zu überreizen, haben wir unser Drücker-Set entwickelt **(siehe Seite 54 ff.)**. So können Sie Ihre Armkraft statt der viel schwächeren Finger- oder Handkraft nutzen und an der Wand oder auf dem Boden die viel stärkere Schwerkraft einsetzen.

SCHNELLE HILFE BEI BESCHWERDEN

Mit der Light-Osteopressur »schalten« Sie bestimmte Rezeptoren, die sich in der Knochenhaut befinden. Diese senden daraufhin Informationen ans Gehirn, die dort einen »Reset« hervorrufen. Bei diesem Reset werden die Spannungseinstellungen, die das Gehirn in die Muskeln sendet, in die »Werkseinstellung« zurückgestellt. Diese Einstellung entspricht den Muskelspannungen, bei denen die Gelenke und die Wirbelsäule ihre Funktion optimal erfüllen können und es zu keinerlei Verschleiß kommt, den der Körper nicht selbst wieder reparieren könnte. Bei diesen »physiologischen«, also normalen Muskelspannungen erzeugt der Körper auch keinen Schmerz, der vor irgendeiner Gefahr für die Knorpel, Bandscheiben und so weiter warnen müsste.

In dieser Werkseinstellung »funktioniert« Ihr Rücken so, wie es genetisch und biologisch vorgesehen ist. Der Alarmschmerz, der ja wegen einer Bedrohung Ihrer Wirbelsäule geschaltet wurde, verschwindet, die Region fühlt sich gleich viel leichter an und Ihre Beweglichkeit wird besser. Dieser positive Effekt beweist Ihnen, dass sich der Schmerz, der Sie vorher gequält hat, abschalten lässt wie Licht, wenn es nicht mehr gebraucht wird. Weil die Spannungen jetzt normal sind, braucht Ihr Körper die Schmerzen, die Sie warnen sollten, nicht mehr. Und Sie können wieder unbeschwert aufatmen.

BITTE BEACHTEN SIE

Wir zeigen die Light-Osteopressur immer nur für eine Seite. Bei Rückenschmerzen sollten Sie aber für ein bestes Ergebnis immer beide Seiten behandeln.

Dieser Effekt hält unterschiedlich lange an, es können Stunden oder auch Wochen oder gar Monate sein. Das hängt davon ab, wie stark die Überspannungen »im System hinterlegt« sind. Da die Übungen aber gleich dafür sorgen, dass die Überspannungen wegtrainiert werden, führt der Gesamteffekt, den die Light-Osteopressur, die Übungen und die Faszien-Rollmassage erzeugen, meist schnell von Beginn an zunehmend zur dauerhaften Schmerzfreiheit.

Das Besondere an der Osteopressur und der Light-Osteopressur

Die einhellige Meinung so gut wie aller Teilnehmer an den Ausbildungen zum Schmerztherapeuten nach Liebscher & Bracht lautet: Die Osteopressur ist den bis dahin von ihnen angewendeten schmerztherapeutischen Verfahren klar überlegen. Und zwar, so berichten sie, nicht nur in der Höhe der Wirksamkeit, sondern auch in der Schnelligkeit, mit der sich die Schmerzlinderung erreichen lässt. Weiterhin wissen wir, dass die schnell erreichte Schmerzfreiheit der Beweis dafür ist, dass sie langfrsitig antrainiert werden kann.

Was sind die Gründe für diese hohe Wirksamkeit?

Die (Light-)Osteopressur wirkt in erster Linie deshalb so gut, weil sie die »Knochenrezeptoren«, die interstitiellen Rezeptoren, nutzt, die ihre Wirkung direkt im Gehirn entfalten, indem sie dort eine Art Reset auslösen, eine Wiederherstellung des Ausgangszustands. Das kennen Sie vermutlich so ähnlich von Computern oder elektronischen Geräten. Wenn diese nicht mehr funktionieren, kann man den Stecker ziehen, auf diese Weise einen Reset auslösen und dann funktioniert oft alles wieder so, wie es soll.

Wir gehen davon aus, dass der Druck auf die interstitiellen Rezeptoren die Ansteuerungsprogramme für die Muskeln wieder normalisieren kann. Das heißt, dass die zu hohen Spannungen heruntergefahren werden und dass Muskeln, die der Körper aus Überlastungsgründen deaktiviert hat, wieder in ihre normale Funktion geschaltet werden.

Diese »Umprogrammierung« und die dadurch normalisierten Spannungen der Muskeln führen dazu, dass das Gehirn den warnenden Alarmschmerz abschaltet oder drastisch reduziert, da die Bedrohung der Wirbelsäule nicht mehr vorhanden ist.

Um diesen Effekt auszulösen, reicht bereits eine Behandlung aus. Ist der Schmerz danach verschwunden oder deutlich gemindert – meist auf keinen oder einen Restschmerz von 0 bis 30 Prozent der Beschwerden vor der Behandlung –, ist der Beweis erbracht, dass die übermäßige muskulär-fasziale Spannung die Ursache der Schmerzen war.

Anschließend muss dieser Zustand nur noch dauerhaft »im Körper eingebaut« werden: Einige weitere Behandlungen löschen wiederholt die zu hohen Spannungen der Muskeln. Zwei bis fünf Übungen sorgen dafür, dass sich neue muskuläre Ansteuerungsprogramme im Gehirn bilden, durch die sich die Spannungen normalisieren. Mit diesen Übungen ist es möglich, den Rücken dauerhaft schmerzfrei zu halten und die Muskeln, Faszien und Gelenke so zu ernähren, dass sie sich fortlaufend regenerieren können. Wenn die Übungen regelmäßig fortgesetzt werden, bleiben unsere Patienten dauerhaft schmerzfrei und der normale Verschleiß wird repariert. Mit dieser Vorgehensweise können Sie sich auf völlig natürliche Weise von Ihren Rückenschmerzen befreien und Ihren Wirbelsäulenverschleiß soweit möglich heilen.

DAS BRAUCHEN SIE FÜRS DRÜCKEN

- 10 bis 15 Minuten Zeit und Ruhe, je nach den Bereichen, die Sie drücken möchten.
- Eine weiche Unterlage (Matte, Teppich, Decke), eine Wand, an die Sie sich lehnen können, und einen Stuhl oder ein anderes Sitzmöbel.
- Ihr Drücker-Set oder ein alternatives Hilfsmittel (**siehe Seite 54 ff.**).

SO WENDEN SIE DIE LIGHT-OSTEOPRESSUR AN

- Suchen Sie sorgfältig den Punkt, die Linie oder die Fläche, die Sie mit Druck versehen möchten. Sie erkennen den Bereich daran, dass er schmerzt, wenn Sie daraufdrücken. Je größer Ihr Problem ist, desto empfindlicher sind diese Stellen. Das kann so weit gehen, dass schon die Haut darüber so empfindlich ist, dass Sie nur sehr wenig Druck aushalten und auf der Intensitätsskala gleich bei der 10 sind **(siehe Seite 47 f.)**. Sie müssen also bei solchen sehr hohen Empfindlichkeiten ganz langsam und vorsichtig vorgehen. Es ist nicht so, dass ein bestimmter Druck nötig ist, um den therapeutischen Effekt zu erreichen. Ausschlaggebend ist nur, dass Sie einen Behandlungsschmerz erzeugen, der größer als 8 und kleiner als 10 ist. Am besten versuchen Sie, eine 9 oder 9,5 auszulösen.
- Der Behandlungsschmerz tut weh, aber seine Qualität ist eher trocken, klar, objektiv und funktionell. Er ist nicht heiß, quälend, stechend, zuckend, pulsierend, pochend oder belästigend. Natürlich ist das auch immer abhängig von der Intensität. Über 10 wird jeder Schmerz zunehmend quälend und belästigend. Bleiben Sie daher unbedingt unter diesem Wert.
- Wenn Sie vorsichtig beginnen zu drücken, werden Sie immer besser spüren und nachvollziehen können, was wir meinen.
- Wenn der Schmerz pochend ist oder Sie Puls spüren, sind Sie auf oder in der Nähe eines Gefäßes und müssen die Stelle so lange wechseln, bis das Pochende und Pulsierende nicht mehr zu spüren ist. Deswegen suchen und spüren Sie den Punkt erst mit den Fingern und setzen dann, wenn Sie sicher sind, den Drücker mit der passenden Spitze auf. Wenn Sie unsicher sind, lassen Sie diesen Punkt einfach aus – die restlichen erzeugen meist noch genügend Gesamtwirkung.
- Beginnen Sie immer vorsichtig mit der weichsten Version des in der Anleitung zuerst genannten Drückeraufsatzes. Wechseln Sie erst zu den festeren Aufsätzen, wenn Sie den Punkt »kennengelernt« haben und diese brauchen, um mindestens eine 8, besser eine 9 oder 9,5 auszulösen.
- Beginnen Sie mit dem Punkt, der in den Anleitungen ab **Seite 62** angegeben ist. Handelt es sich um eine Fläche oder um eine Linie, suchen Sie zunächst den empfindlichsten Punkt darauf und starten dort.
- Wenn Sie die 9,5 ausgelöst haben, halten Sie die Druckstärke stabil und warten. In den meisten Fällen wird der empfundene Schmerz mehr oder weniger schnell geringer und sinkt unter 8. Das dauert etwa 20 bis 40 Sekunden.
- Dann drücken Sie fester oder ändern den Winkel geringfügig. Bei Flächen oder Linien versuchen Sie, ob Sie in der direkten Umgebung höhere Empfindlichkeiten fin-

den. Meist steigt der Behandlungsschmerz dann wieder auf 9 oder 9,5 an.

- Dies wiederholen Sie zwei- oder dreimal, bis Sie merken, dass es immer schwieriger wird, noch eine 8 oder höher auszulösen. Gibt der Punkt, die Linie oder die Fläche »nichts mehr her«, dann sind Sie in diesem Bereich fertig.
- Drücken Sie möglichst die Bereiche mit der höchsten Empfindlichkeit, denn diese betreffen die Muskeln, die den meisten Überlastungsstress haben. Sie müssen nicht alle Bereiche während einer Selbstbehandlung drücken.
- Testen Sie die verschiedenen angebotenen Varianten, um zu fühlen, welche bei Ihnen am besten funktioniert. Wichtig ist nicht die Art der Variante, sondern dass Sie den Punkt gut treffen können.
- Bleiben Sie beim Drücken entspannt! Es gibt nämlich eine kleine Herausforderung bei der Light-Osteopressur: Einerseits möchten Sie Spannungen herunterregeln, andererseits kann es sein, dass Sie bei bestimmten Punkten etwas Kraft zum Drücken aufbringen müssen. Wählen Sie deshalb immer die Variante, die Sie insgesamt am wenigsten anstrengt.
- Sie sollten sich nicht öfter als alle 1 bis 2 Tage drücken. Wenn Sie sich anfangs täglich drücken möchten, sollten Sie die Punkte wechseln. Wenn sich alles eingespielt hat, können Sie sich 2- bis 3-mal in der Woche drücken.

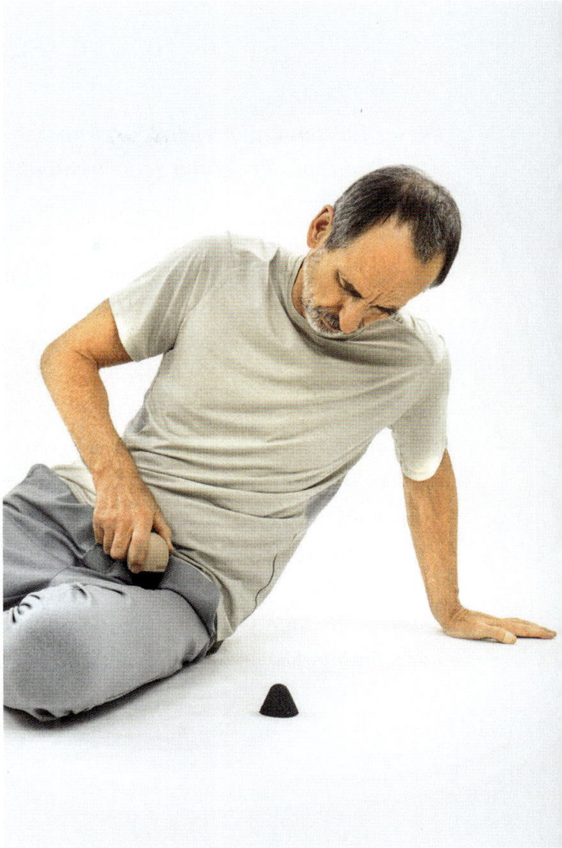

Durch regelmäßiges Drücken der Rezeptoren lassen sich Schmerzen lindern oder sogar ganz auflösen.

- Für Ihre Schmerzfreiheit sollten Sie immer beide Seiten behandeln. Bei Zeitknappheit können Sie aber auch zunächst nur eine Seite behandeln. Wahrscheinlich wird sich Ihr Rücken anschließend trotzdem schon befreiter anfühlen.

SCHAMBEIN

Dieser für den Laien vielleicht zunächst etwas gewöhnungsbedürftige Bereich ist ein wahrer »Zauberpunkt« gegen Schmerzen im unteren Rücken und dazu sehr leicht zu finden.

- **Womit wird gedrückt?** Mit dem Kugelgriff mit Flach- oder Rundspitze. Wenn Sie schon sicherer geworden sind, können Sie, um Kraft zu sparen, auch den Kegel nutzen und mit beiden Händen drücken.
- **Tasten:** Ertasten Sie Ihr Schambein, indem Sie im Bereich des Unterbauchs vorsichtig von vorn oben nicht weit unter der Oberfläche ins Gewebe drücken. Wenn Sie keinen Knochen spüren, tasten Sie immer mehr in Richtung Schritt – irgendwann werden Sie fündig. Je fülliger Sie sind, desto tiefer kann das Schambein im Gewebe liegen. Legen Sie eine Erhöhung unter Ihr Kreuzbein – perfekt dafür geeignet ist unser Rückenretter, weil Sie ihn in der passenden Höhe einstellen können. Liegt Ihr Gesäß weit genug oben, »rutscht« Ihr Bauch wahrscheinlich Richtung Brust und Sie können das Schambein besser erreichen.
- **Wo genau wird gedrückt?** Der linke und der rechte Schambeinhöcker ragen meist etwas über die Schambeinkante hinaus. Hier müssen Sie drücken, denn diese Stel-

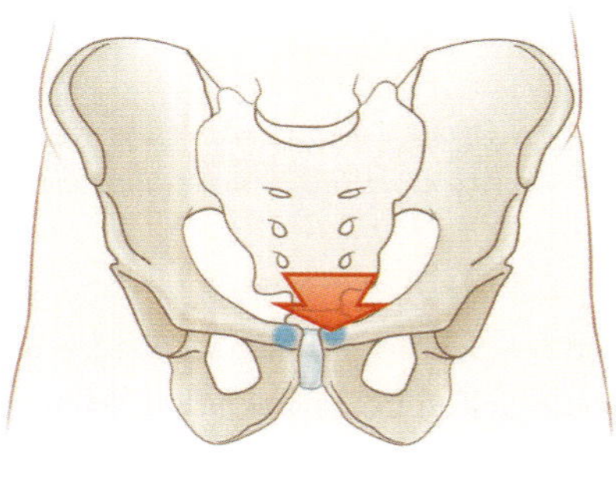

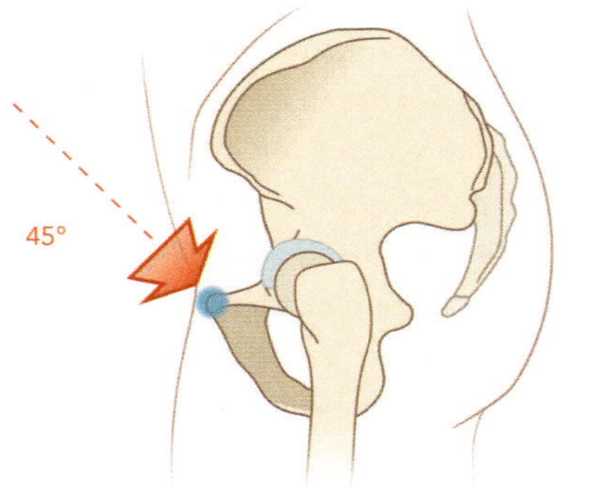

Linker und rechter Schambeinhöcker ragen meist etwas über die Schambeinkante hinaus. Drücken Sie von der Seite gesehen jeweils von vorn im 45-Grad-Winkel von oben nach schräg unten hinten.

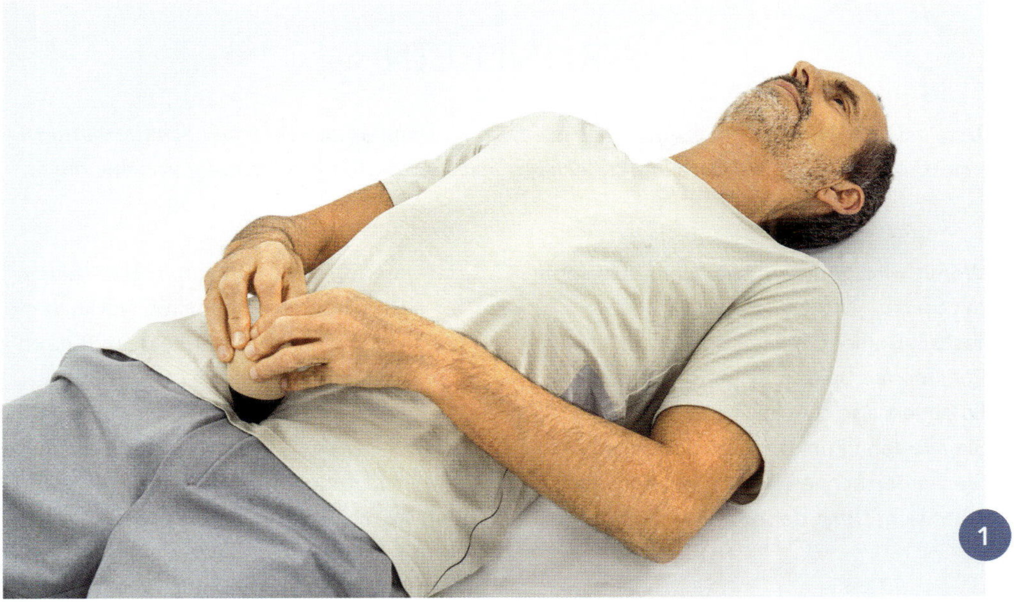

len sind am empfindlichsten, weswegen Sie auch bei Rückenschmerzen sehr viel bewirken. Achtung: Die Schambeinfuge, das ist etwa der Zentimeter in der Mitte, behandeln Sie bitte nicht.

- **Wie wird gedrückt?** Nehmen Sie im Liegen (1) oder Sitzen (2) den Kugelgriff in die eine Hand, während Sie mit der anderen das Schambein ertasten und so die beste Stelle zum Drücken suchen. Haben Sie sie gefunden, führen Sie die Spitze des Kugelgriffs mit den Fingern an den entsprechenden Ort. Die Druckrichtung ist von der Seite aus gesehen von 45 Grad vorn oben nach schräg unten hinten.

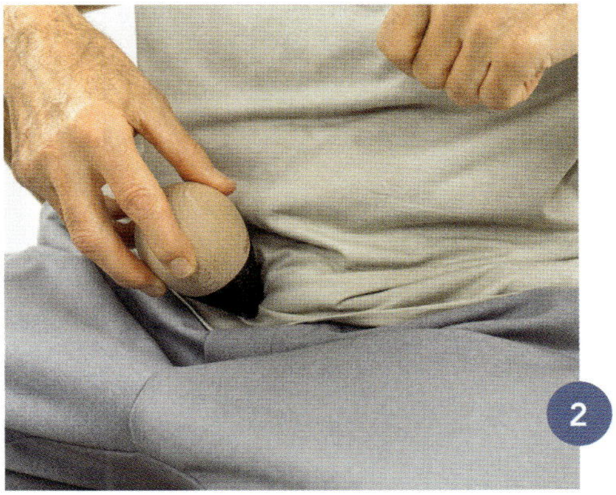

BRUSTBEIN

Diese beiden Brustbeinlinien sind die beste Lösung, wenn es zwischen den Schulterblättern brennt. Meist ist der Schmerz direkt nach der Selbstbehandlung vollständig verschwunden.

- **Womit wird gedrückt?** Mit dem Kugelgriff mit Spitze.
- **Tasten:** Dieser Bereich besteht aus je fünf Punkten auf beiden Seiten des Brustbeins. Es dauert also durchaus eine Weile, bis Sie alle zehn Punkte gedrückt haben. Aber Sie werden schnell sehen: Der Aufwand lohnt sich. Denn dabei wird quasi der gesamte große Brustmuskel in seiner Spannung heruntergeschaltet, wodurch die reaktiv angespannten Muskeln am Rücken direkt entlastet werden.
- **Wo genau wird gedrückt?** Tasten Sie im Sitzen oder Liegen auf einer Seite die Rippen etwa in der Mitte des Brustkorbs; dort sind sie meist gut zu spüren. Gehen Sie dann in diesem Spalt immer weiter Richtung Brustbein. Irgendwann verschwindet der Spalt immer mehr, was zeigt, dass Sie sich der Kante nähern oder sie sogar schon erreicht haben. Spätestens wenn Sie in diesem Bereich bemerken, dass schon das Tasten der richtigen Stelle mit dem Finger einen Schmerz auslöst, wissen Sie, dass Sie am jeweiligen Punkt angekommen sind.

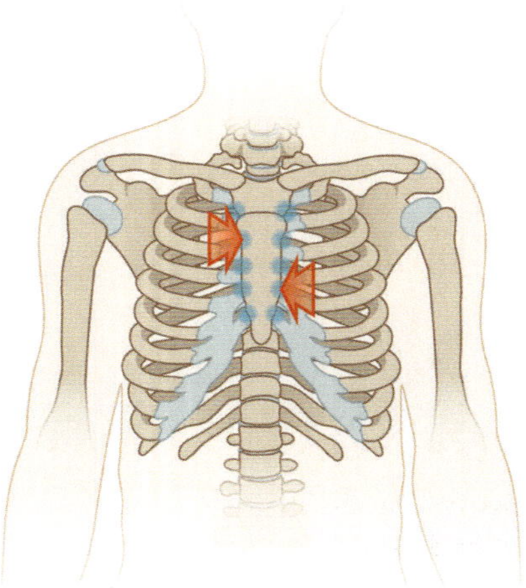

Die zehn Druckpunkte befinden sich links und rechts am Rand des Brustbeins zwischen den einmündenden Rippen. Drücken Sie im Sitzen von vorn gegen die Kante des Brustbeins. Wenn Sie liegen, drücken Sie von oben nach unten.

TIPP

Wenn Sie einmal nicht die Zeit haben, alle zehn Punkte ausführlich zu drücken, empfehlen wir Ihnen eine langsame und intensive Faszien-Rollmassage mit der Mini-Kugel. Das geht schneller und hat auch schon einen sehr guten Effekt.

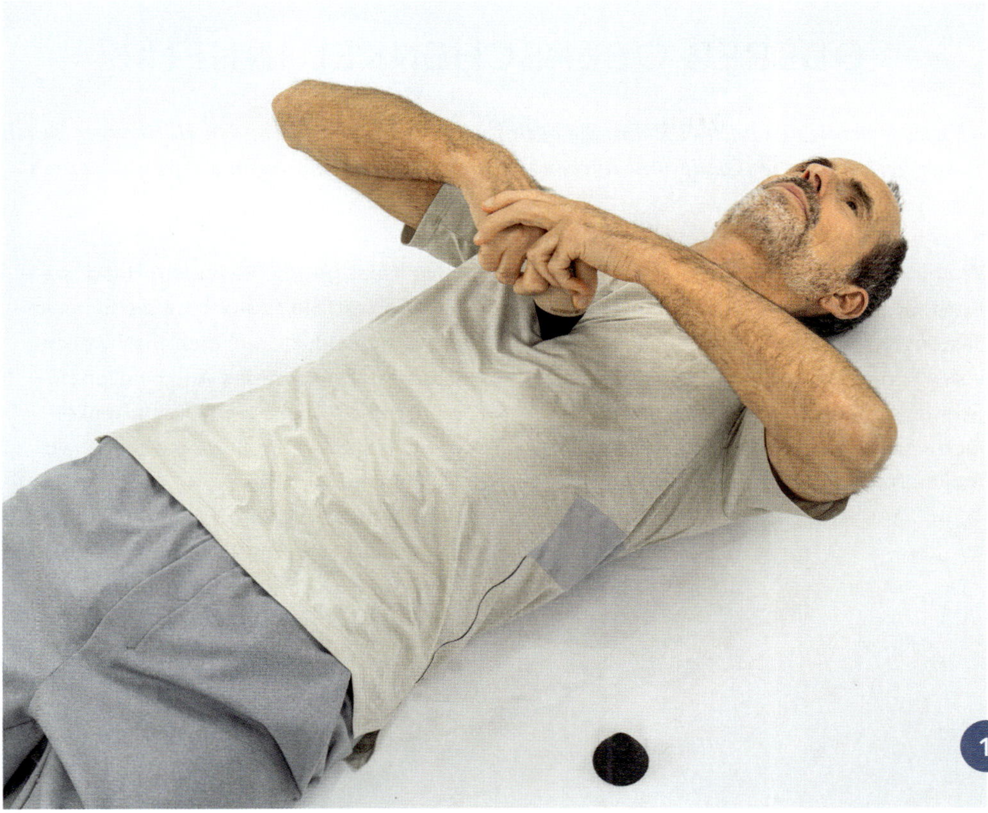

1

Wie wird gedrückt? Wenn Sie liegen (1), drücken Sie von oben, wenn Sie sitzen (2), von vorn mit der Spitze des Kugelgriffs nacheinander die zehn Punkte. Probieren Sie mit kleinen Winkelveränderungen, ob Sie noch mehr Rezeptoren erreichen können (dadurch erhöht sich die Intensität noch einmal). Sind einige der Punkte deutlich unempfindlicher als die anderen, lassen Sie sie aus.

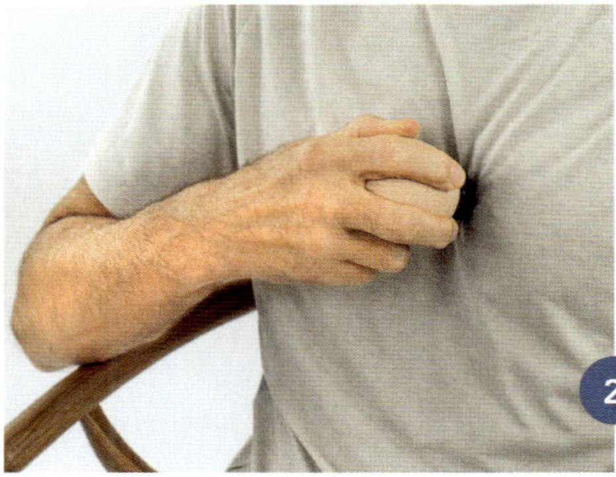

2

OBERER OBERSCHENKEL INNEN

Auch dieser Bereich ist hochwirksam. Sie beeinflussen damit vor allem den Hüftbeuger, durch dessen Verkürzung im Gesäß und Rücken sehr hohe Gegenspannungen aufgebaut werden.

- **Womit wird gedrückt?** Kugelgriff mit Rundspitze oder Spitze.
- **Tasten:** Neben dem Oberschenkelstrecker innen können Sie ungefähr in Höhe des Schritts schräg von innen eine »Muskellücke« und in der Tiefe eine schmerzhafte Stelle ertasten. Wenn Sie die Innenseite Ihres Knies gegen die andere Hand spannen, können Sie spüren, wie die Schenkelanzieher (Adduktoren) dick anschwellen. Genau dort, wo dieses Anschwellen beginnt, ist die Lücke zum Oberschenkelmuskel. Suchen Sie dort eine Stelle, wo Sie keinen Puls spüren.
- **Wo genau wird gedrückt?** Am besten setzen Sie sich auf den Boden und stützen sich auf einen Arm ab. So können Sie das

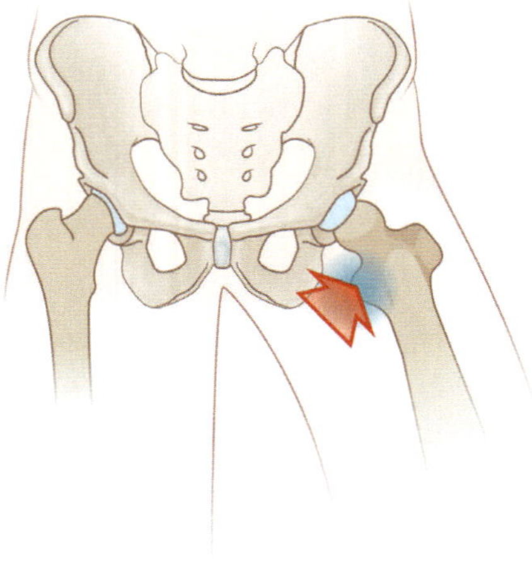

Suchen Sie eine nicht pulsierende Stelle und setzen Sie den Drücker von oben auf.

WICHTIG

Mit jedem Üben sollten Sie ein besseres Gefühl dafür entwickeln, wo Sie den Druck platzieren müssen, um einen guten Effekt zu erzielen. Solange Sie sich dessen noch nicht sicher sind, lassen Sie den Bereich lieber weg beziehungsweise drücken nur sehr vorsichtig und immer mit einem weichen Aufsatz. Sie können sich trotzdem erfolgreich behandeln, da die anderen Light-Osteopressur-Bereiche, die Übungen und die Faszien-Rollmassage noch genug Wirkung entfalten können.

zu drückende Bein schön ablegen und den Bereich suchen. Wenn Sie die richtige Stelle ertastet haben, setzen Sie den Drücker an. Stellen Sie zwischendurch immer wieder sicher, dass dort, wo Sie drücken, kein Puls zu spüren ist. (1)

- Wenn Sie am Boden nur schlecht sitzen können, können Sie sich zum Drücken auch auf einen Stuhl setzen. Lassen Sie dann das zu drückende Bein entspannt ein wenig nach außen kippen, so können Sie den Bereich des kleinen Knochenhügels, um den es geht, gut erreichen. (2)
- **Wie wird gedrückt?** Indem Sie wie auf dem Bild den Drücker von oben kommend auf die entsprechende Stelle ansetzen.

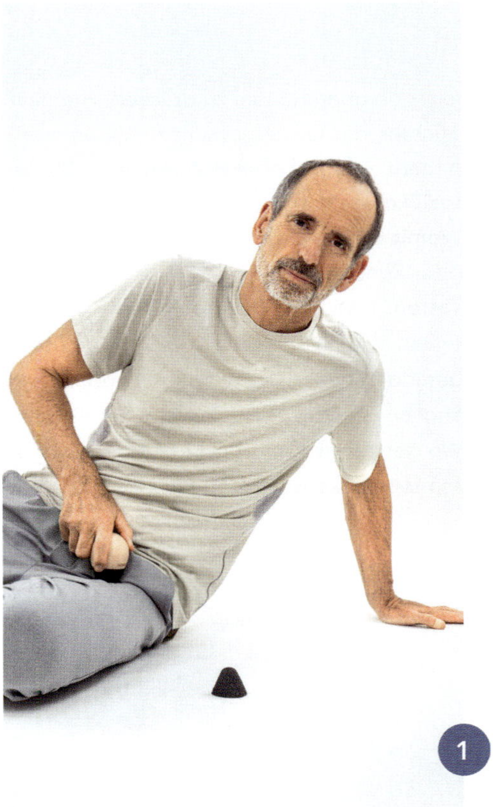

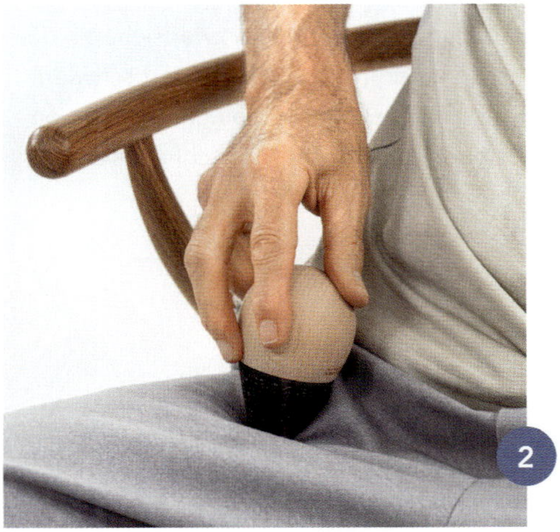

WIRBELSÄULE

An der Wirbelsäule finden sich alle »Anspannungsreaktionen« auf die Verkürzungen an der Vorderseite des Rumpfs. Entspannen Sie sie, fühlen Sie sich wie neugeboren.

Um die Wirbelsäule zu bearbeiten, legen Sie sich hin oder stellen sich vor eine Wand. Dort gelingt es, gerade wenn Sie erst mit dem Üben anfangen, oft besser, die Winkel einzustellen. Dafür braucht es aber eine gewisse Übung, beim Bewegen den Druck immer so aufrechtzuerhalten, dass der Kegel nicht an der Wand verrutscht oder sogar hinunterfällt. Am Boden steht der Kegel zwar sicherer, dafür ist es aufgrund der Schwerkraft schwieriger, den Körper dort in die richtige Position zu bringen. Eine dritte Möglichkeit ist, auf einem geeigneten Stuhl zu drücken. Hier fällt es leichter, das Gleichgewicht zu halten und sich mehr auf das korrekte Ausrichten des Kegels zu konzentrieren.

- **Womit wird gedrückt?** Kegel mit Spitze oder Rundspitze.
- **Tasten:** Tasten Sie direkt mit dem Kegel entlang der Wirbelsäule, bis Sie eine Stelle gefunden haben, die entsprechend empfindlich ist. Dort verstärken Sie den Druck.
- **Wo genau wird gedrückt?** Entlang des gesamten Rückens, also an der Lendenwirbel-

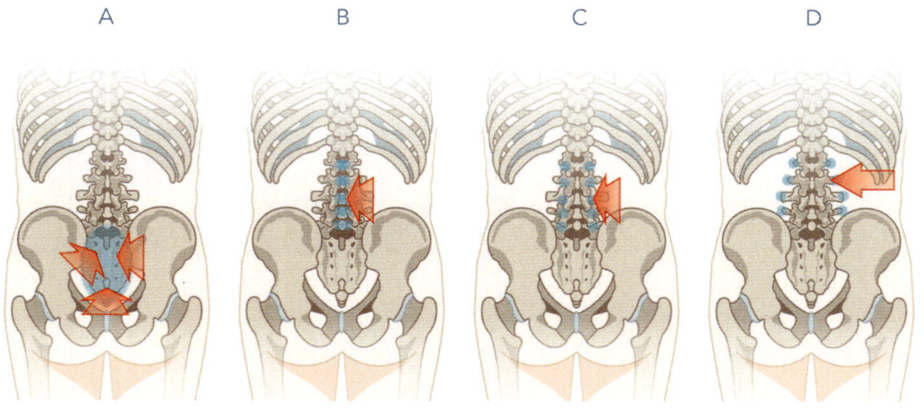

Drücken Sie am Kreuzbein senkrecht von hinten (A). An der Lendenwirbelsäule drücken Sie zunächst die Dornfortsätze schräg (B), dann die Facettengelenke senkrecht (C) und die Querfortsätze seitlich bis 30 Grad von hinten.

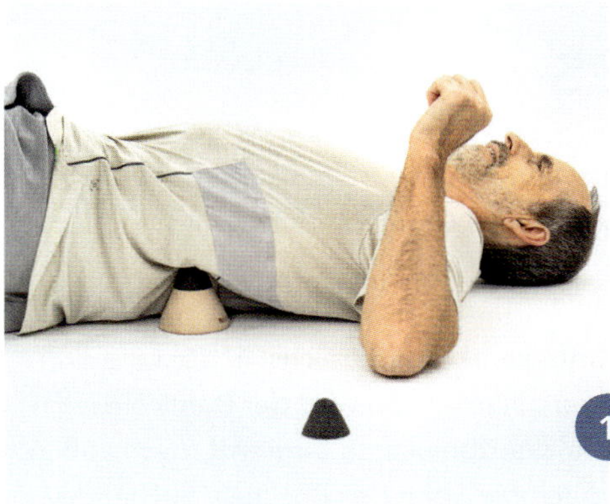

1

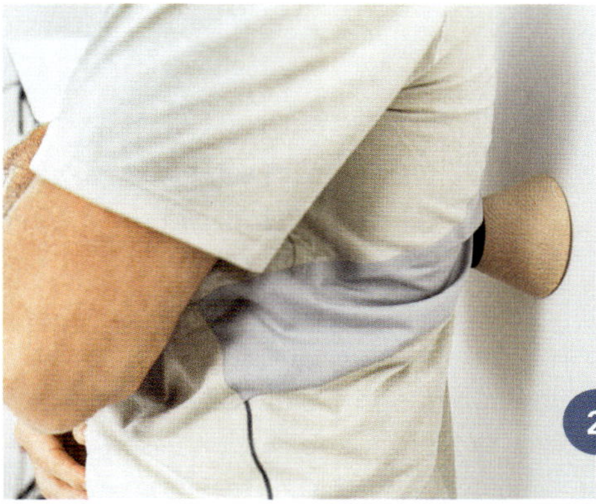

2

säule, der Brustwirbelsäule sowie um das Kreuzbein. Allerdings muss auch das effiziente Drücken der Wirbelsäule gut geübt werden, um die persönlichen Stellen immer besser und sicherer zu finden. Wenn Sie unsicher sind oder es Ihnen nicht gelingt, die richtigen Punkte zu finden, empfehlen wir Ihnen, sich bei uns oder einem unserer Partner-Therapeuten das Drücken so lange zeigen zu lassen, bis Sie es selbst gut umsetzen können.

- **Wie wird gedrückt?** Am Kreuzbein drücken Sie von hinten senkrecht zur Fläche.
  Bei der Lendenwirbelsäule gibt es drei Linienbereiche: Einmal erfolgt der Druck schräg gegen die Flanken der Dornfortsätze, anschließend von hinten ungefähr eine Daumenbreite links und rechts neben den Dornfortsätzen auf die Facettengelenke. Schließlich drücken Sie noch an den Spitzen der Querfortsätze – seitlich bis 30 Grad von hinten. (1)
  Entlang der Brustwirbelsäule drücken Sie ebenfalls erst schräg gegen die Flanken der Dornfortsätze, dann von hinten etwa 1 cm neben den Dornfortsätzen an die Enden der Querfortsätze. (2)
  Um die schrägen Winkel für die Flanken der Dornfortsätze zu erreichen, drehen Sie sich entsprechend zur Seite.

GESÄSS

Dies ist ein wichtiger Nebenbereich zur akuten Schmerzlinderung, vor allem wenn der Rückenschmerz bis ins Gesäß strahlt.

Dieser Light-Osteopressur-Bereich erstreckt sich über die gesamte hintere Fläche des Beckens. Um ihn zu erreichen, müssen Sie eine Drucksäule durch die Gesäßmuskulatur hindurch aufbauen.

- **Womit wird gedrückt?** Mit dem Kegelhalter mit Flach- oder, wenn die Empfindlichkeit es zulässt, mit Rundspitze.
- **Tasten:** Ertasten Sie den oberen Rand des Beckens und dann die Höhe der Steißbeinspitze – damit haben Sie die Ober- und Unterkante des Bereichs, in dem Sie drücken. Nach innen wird der Bereich durch die Kreuzbeinkante begrenzt, nach außen durch die Seite des Beckens. Suchen Sie zunächst die empfindlichste Stelle in diesem Bereich und dann immer die nächstempfindliche.
- **Wo genau wird gedrückt?** Platzieren Sie den Kegel – am besten in Rückenlage – und legen Sie sich vorsichtig darauf. Wenn nötig, drehen Sie Ihr Becken so, dass Sie

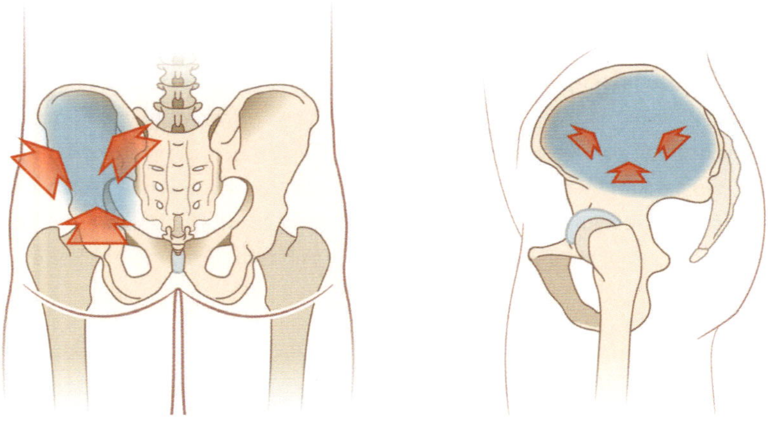

Drücken Sie empfindliche Stellen in diesem Bereich senkrecht zum Verlauf des Beckenknochens.

die empfindlichen Stellen besser erreichen. Prinzipiell ist dieses Drücken am Gesäß vergleichbar mit dem an der Wirbelsäule **(siehe Seite 68 f.)**. Es fällt aber deutlich leichter, weil Sie mit dem oberen Rücken vollflächig aufliegen und die Kraft der Beine meist ausreicht, um das Gesäß ohne Mühe so zu heben und zu halten, dass sich die Schwerkraft dosieren lässt und Sie sich wirksam drücken können.

Wenn es Ihnen am Boden trotzdem zu schwer fällt, stellen Sie sich wie beim Rücken vor eine Wand oder legen den Kegel, wenn der Druck mehr von unten kommen soll, auf einen Stuhl und setzen sich darauf. Wenn Sie auf der Sitzfläche nach vorn rutschen, können Sie auch gut schräge Druckwinkel ansteuern. (1)

- **Wie wird gedrückt?** Die Druckrichtung ist immer senkrecht zum Verlauf des Beckenknochens. Sie werden den richtigen Winkel auf jeden Fall fühlen, weil dann die Intensität des Druckschmerzes sofort zunimmt. Probieren Sie ruhig ein wenig herum.

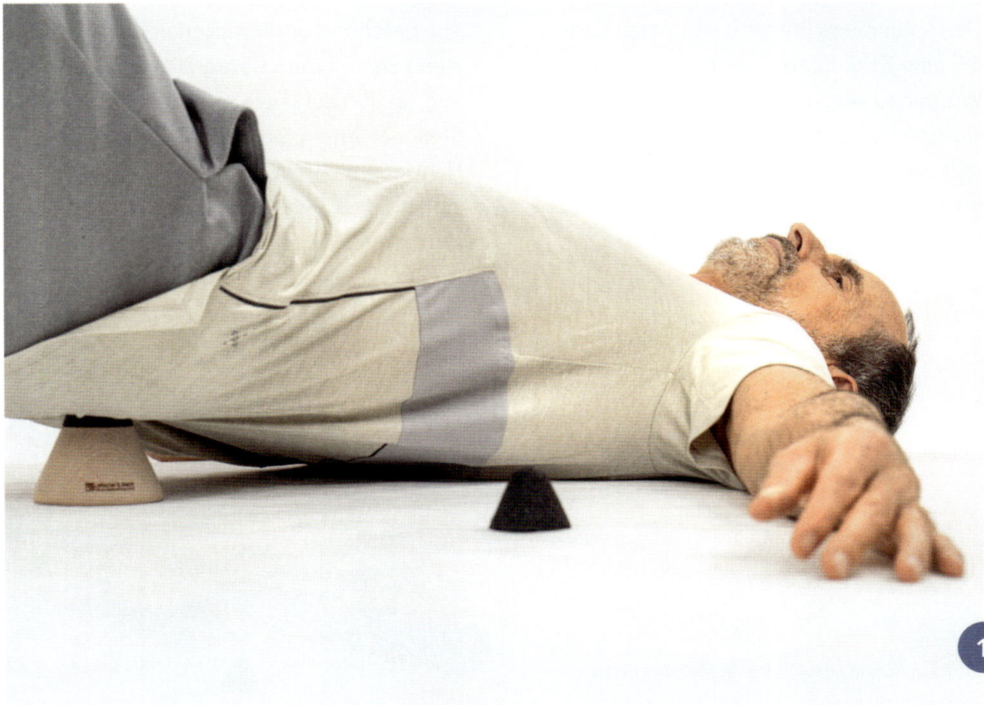

1

VORDERE HÜFTE

Dieser Bereich sorgt für große Erleichterung nicht nur des unteren Rückens, sondern auch der Hüfte und des Knies. Er ist wieder einfacher zu finden, das Üben lohnt sich.

- **Womit wird gedrückt?** Mit dem Kugelgriff mit Rundspitze; wenn der Bereich zu empfindlich ist, mit der Flachspitze.
- **Tasten:** Jetzt müssen Sie Ihren Hüftstachel ertasten, das ist der Bereich, der meist in der Geldtasche der Jeans zu fühlen ist. Alternativ gehen Sie entlang des oberen Darmbeinrands immer weiter nach vorn, bis eine Ecke fühlbar wird: der Hüftstachel.
- **Wo genau wird gedrückt?** Ausgehend vom Hüftstachel suchen Sie einen Bereich, der sich beim Tasten unter der Haut meist recht gut wahrnehmbar aufwölbt und deutlich druckempfindlicher ist. Er liegt etwa 2 bis 3 cm unter dem Hüftstachel, 1 bis 2 cm nach innen (bitte beachten Sie, dass das Durchschnittswerte sind, die im Einzelfall erheblich abweichen können). (1)
- **Wie wird gedrückt?** Auf dem Rücken liegend ertasten Sie diesen Bereich mit der einen Hand, platzieren den Drücker entsprechend und drücken von vorn – wenn Sie auf dem Rücken liegen also von oben – auf diese meist empfindliche Stelle. Nehmen Sie gern auch beide Hände, um den Winkel exakt so einzustellen, dass Sie diesen Bereich bestens »abarbeiten« können.

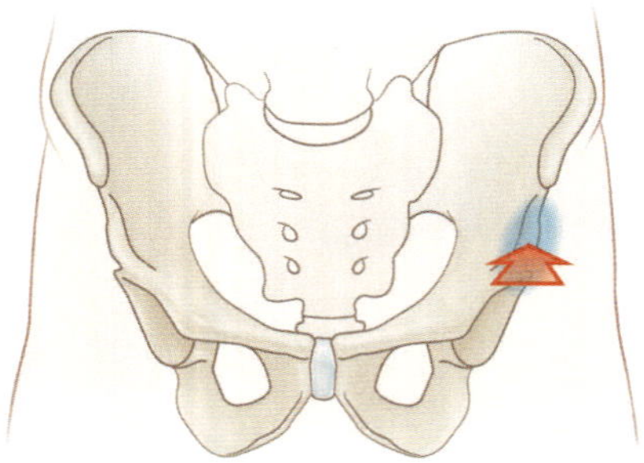

Drücken Sie auf dem Rücken liegend den Bereich senkrecht von oben.

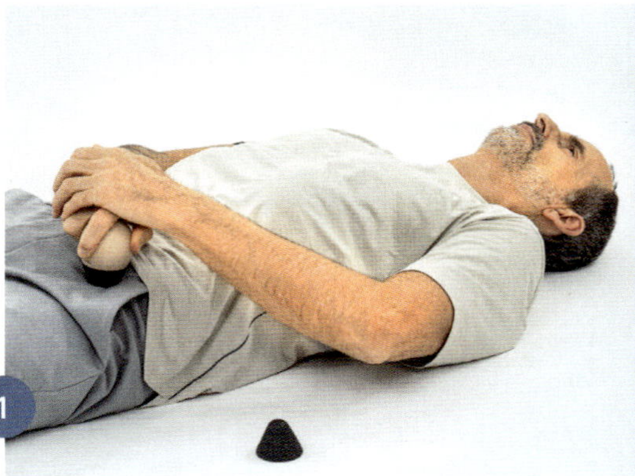

1

DARMBEINECKE

Zum Schluss noch einmal ein Hotspot der reaktiven Anspannung hinten. Hier drücken Sie ausnahmsweise einen Bereich pro Körperseite, an dem die Schmerzen oft »entspringen«.

- **Womit wird gedrückt?** Mit dem Kegel mit aufgesetzter Spitze.
- **Tasten:** Wenn Sie hinten nach Ihrer Darmbeinkante tasten und Richtung Wirbelsäule immer weiter nach innen gehen, kommen Sie an eine Stelle, an der die Kante nach unten »abbiegt« und eine mehr oder weniger stark ausgeprägte Ecke zu spüren ist: Das ist genau die Stelle, die vielen Rückenschmerzpatienten wehtut.
- **Wo genau wird gedrückt?** Tasten Sie sich zu dieser Stelle vor und schieben Sie den Kegel mit aufgesetzter Spitze genau dorthin. Dann lassen Sie sich, dosiert durch die Kraft Ihrer Beine, langsam herunter und arbeiten den etwa 2 bis 4 cm^2 großen Bereich sorgfältig ab. (1)
- **Wie wird gedrückt?** Versuchen Sie, an die Innenfläche des Darmbeins zu kommen, so als ob Sie den Drücker dahinterschieben wollten.

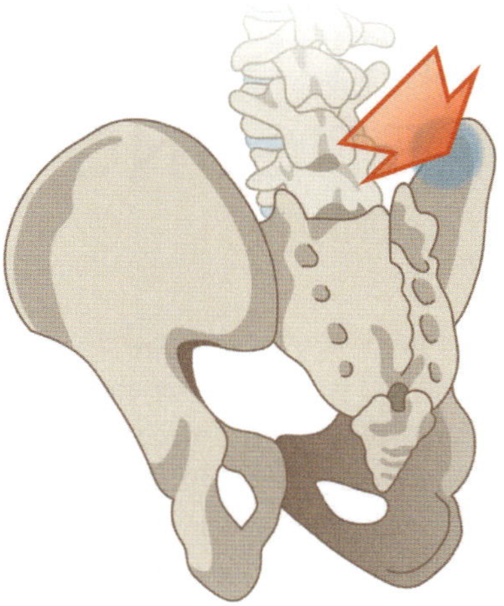

Lassen Sie im Liegen die Schwerkraft wirken und drücken Sie senkrecht die Innenfläche des Darmbeins.

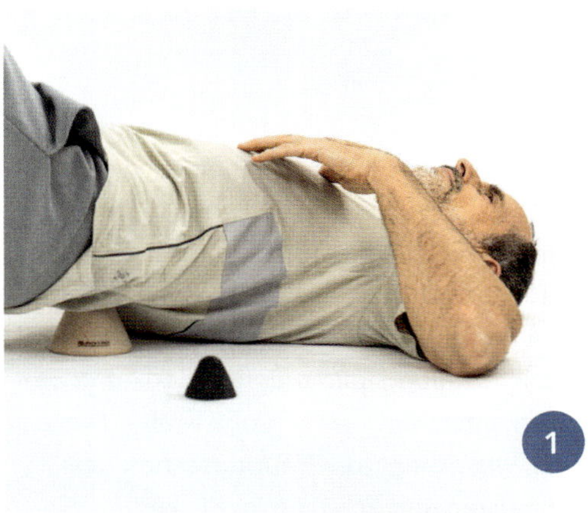

1

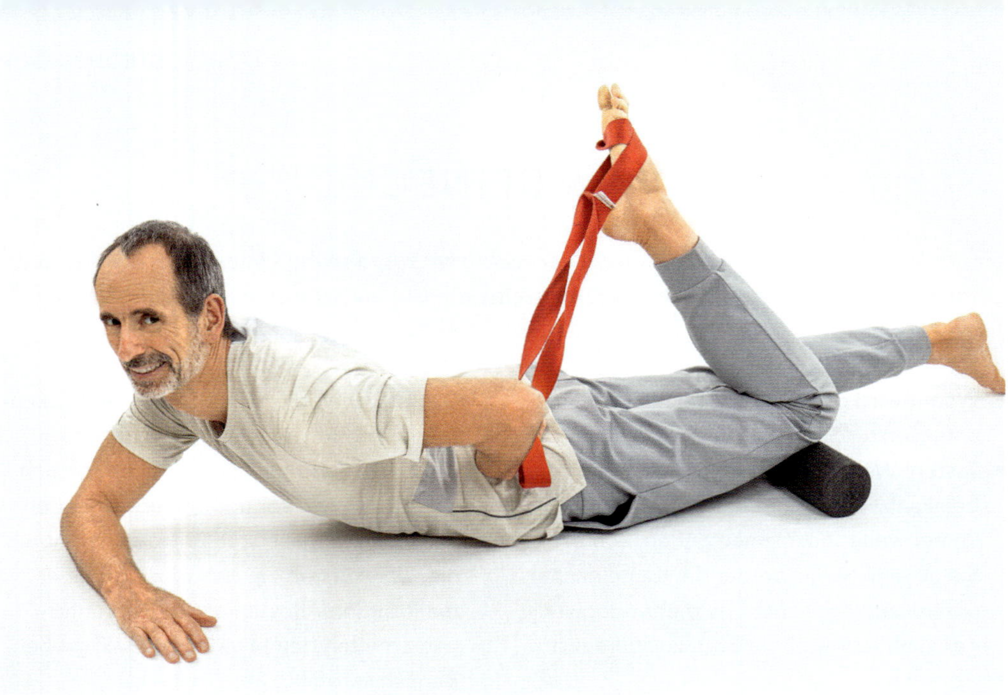

ÜBUNGEN ZUR DEHNUNG UND SPEZIELLEN KRÄFTIGUNG

Wir bekommen Rückenschmerzen, weil wir uns im Alltag zu wenig bewegen, zu viel sitzen, stehen und gehen, ohne diese Einseitigkeiten aktiv auszugleichen. Als biomechanische Folge verspannen sich die Muskeln und Faszien, werden immer unflexibler – und dadurch entstehen viel zu große Kräfte. Diese sind, wie gesagt, die Hauptursachen der Schmerzen und Schäden im Rücken.

Ausgleichen bedeutet, dass wir die Hauptursache für die reaktiven Anspannungen im Rückenbereich beheben, also die nach vorn ziehenden, verkürzten Hüftbeuger, Bauch-, Brust- und Schultermuskeln wieder lang und flexibel machen. Ist diese grundlegende Schmerzursache beseitigt, können sich die Überspannungen hinten wieder abbauen und normalisieren und die Schmerzen hören auf.

DAZU DIENT DAS TRAINING

Es gibt nur eine Möglichkeit, die Fehlentwicklung zu stoppen, umzukehren und die Kräfte wieder zu normalisieren: durch Dehnen und Flexibilisieren der Muskeln und Faszien. Ebenso müssen die vom Gehirn gesteuerten Spannungen der Muskelfasern wieder normalisiert werden. Beides geschieht durch unsere speziellen Übungen. Sie enthalten passive Dehnung, isometrisches Krafttraining im endgradigen Bereich, also im maximal erreichbaren Gelenkwinkel, und aktive Dehnung.

- Die **passive Dehnung** zieht einfach nur die Muskeln und Faszien am Rumpf auseinander, damit der zu große Druck so schnell wie möglich aus dem Rücken herausgenommen wird.
- Das **isometrische Gegenspannen** trainiert die Kraft in genau den Gelenkwinkeln, in denen die Muskeln zu schwach sind, und verbessert die Ansteuerung in diesen Winkeln. Dadurch kann sich die Wirbelsäule in einer bestmöglichen Geometrie bewegen. Gleichzeitig entfernt das isometrische Üben Anspannungsknoten (Triggerpunkte) aus den Muskeln.
- Die **aktive Dehnung** ist ein Nerven-Gehirn-Training. Es sorgt für eine gute Abstimmung zwischen denjenigen Muskeln, die sich zusammenziehen, und denen auf der Gegenseite, die nachgeben müssen. Das verbessert die Bewegungsgeometrie noch einmal in anderen Winkeln. Nur durch aktives Ansteuern können die im Gehirn abgelegten Bewegungsprogramme zur Muskelansteuerung optimiert und neue Muskelprogramme installiert werden.

Die Übungen kräftigen, was zu schwach ist, dehnen und flexibilisieren, was zu stark zieht und zu angespannt ist, und sorgen für Bewegungsleichtigkeit bei gleichzeitig guter Gelenkführung. Im Gegensatz zum herkömmlichen Krafttraining verkürzt dieses Training die Muskeln nicht, verfilzt nicht die Faszien und erhöht die Muskelspannung nicht über das normale Maß hinaus.

DAS BESONDERE AN UNSEREN ÜBUNGEN

Unsere Übungen basieren auf meiner (Roland) über 50-jährigen Kampfkunsterfahrung. Ohne diese Erfahrung hätten sie nie entwickelt werden können. Einige grundlegende Erkenntnisse daraus machen die Übungen einzigartig, was man ihnen aber zunächst nicht ansieht, da viele oberflächlich betrachtet wie geläufige Dehnungsübungen aus der Gymnastik oder dem Yoga wirken.

Die Übungszeit

Die meisten Menschen dehnen zu kurz. Meist liest man von nur 7, 15 oder 20 Sekunden Dehnungszeit, die einige Male hintereinander wiederholt werden soll. Unserer Erfahrung nach ist das viel zu kurz, was durch die moderne Faszienforschung bestätigt wird. Denn die Faszien beginnen erst nach 30 Sekunden nachzugeben, »zu fließen«, wie die Faszienforscher sagen. Deswegen dehnen wir bei Liebscher & Bracht mindestens 2 bis 2,5 Minuten lang. Nur bestimmte Yogasysteme dehnen sonst so lang oder noch bedeutend länger – was wir aber nicht praktizieren, weil das Verhältnis zwischen eingesetzter Zeit und Dehnungseffekt spätestens ab 3 Minuten immer uneffizienter wird. Dies ist ein nicht zu unterschätzender Faktor, der unsere Übungen überhaupt erst alltagstauglich macht. Denn die Zeitknappheit ist für viele Menschen der stärkste Hinderungsgrund dafür, Übungen solcher Art regelmäßig zu praktizieren.

Die Intensität

So gut wie alle Dehnungssysteme, vor allem solche, die mit Patienten oder Schmerzpatienten arbeiten, empfehlen, die Dehnung nicht weiter zu steigern, sobald das Dehnungsgefühl in leichten Schmerz umschlägt. Das entspricht etwa einer 5 in unserer Intensitätsskala **(siehe Seite 47 f.)**. Warum das so empfohlen wird, wissen wir nicht. Wir vermuten aber, dass es damit zusammenhängt, dass man befürchtet, den Körper zu überfordern, vielleicht sogar zu schädigen oder zu verletzen, wenn man zu sehr in den Schmerz hineindehnt. Die Konsequenz daraus ist jedoch, dass zu unterschwellig trainiert wird. Die Reizsetzung ist zu gering, als dass man damit den Körper animieren könnte, seine Fähigkeit zur Umstrukturierung vollständig zu nutzen. Die Ergebnisse sind nicht nur schlechter, sie sind im Vergleich zu unserer Vorgehensweise, über 8 auf der Skala zu gehen, aber unter 10 zu bleiben, geradezu minimal.

Die bei der Light-Osteopressur **(ab Seite 57)** erklärten Zusammenhänge gelten für unsere Übungen genauso.

Die Details

Es gibt Hunderte oder gar Tausende Dehnungsübungen dieser Art. Sie alle sind für bestimmte Anforderungen optimiert, die sie erfüllen sollen. Bei den meisten Systemen zielten die Entwickler auf die Dehnung bestimmter Muskeln. Heute gibt es Systeme, die bestimmte Faszienlinien aufdehnen möchten. Je nach Sportart wird ein bisschen

WIE VIEL ZEIT EINPLANEN?

Planen Sie für Ihre Dehnübungen 6-mal pro Woche etwa 10 bis 15 Minuten ein. Wenn Sie merken, dass Sie mit einer Viertelstunde nicht hinkommen, etwa weil zu Beginn der Positionswechsel zu lange dauert, dann verteilen Sie die Übungen auf zwei Tage, üben also jede nur 3-mal pro Woche. Sie können auch die wichtigsten Übungen 6-mal wöchentlich machen und andere, die Ihnen leichter fallen, nur 3-mal wöchentlich. Je länger Sie die Übungen praktizieren, desto sicherer werden Sie in Ihrer Einschätzung.

anders gedehnt, um für genau diese Sportart fit zu sein. Im traditionellen Yoga geht es darum, blockierte Nadis, die Energieleitbahnen des ayurvedischen Meridiansystems, frei zu machen beziehungsweise sie so »energetisch kurzzuschließen«, dass die spirituelle Entwicklung unterstützt wird. Man könnte auch sagen, dass der Energiefluss in Körper und Geist angeregt werden soll, um die Entwicklung des Bewusstseins zu unterstützen.
Unsere Zielsetzung wiederum ist eine völlig andere. Wir möchten Gelenkwinkel, die vor allem durch 27 Engpässe im ganzen Körper immer eingeschränkter benutzt werden können, wieder »gängig machen«. Wir dehnen also rein funktionell. Deswegen ist die genaue Ausführung nach unseren exakten Anweisungen so fundamental wichtig. Ob wir dabei mehr die Muskel-, Faszien- und Sehnenstrukturen, Nerven oder Energieleitbahnen dehnen, ist uns völlig egal. Hauptsache, es wird exakt der Gelenkwinkel, der eingeschränkt ist, wieder beweglich und dieser Engpass beseitigt. Ziel ist also die Wiederherstellung einer hundertprozentigen Beweglichkeit – mit dem Resultat der Schmerzfreiheit und leichtgängigen, verschleißfreien Bewegung bis ins höchste Alter.
Natürlich sind unsere Übungen mit allen anderen Dehnübungen kombinierbar und sorgen dann dafür, dass etwaige Einseitigkeiten der anderen Systeme, Sportarten oder des Alltags, die zu Rückenschmerzen führen würden, ausgeglichen werden.

Die Kombination der Übungen

Mit nur 27 Grundübungen gelingt es uns, den Körper von Kopf bis Fuß – wir sagen immer: von Migräne bis Fersensporn – schmerzfrei zu halten. Jede der Übungen erfüllt eine bestimmte Aufgabe und je nach Schmerz werden zwei bis fünf Übungen so kombiniert und Varianten so ausgewählt, dass die bestmöglichen Ergebnisse in der kürzestmöglichen Zeit erreicht werden können.
Dieses System zu entwickeln, war nur möglich, weil ich (Roland) über einige Jahrzehnte unterschiedliche Kampfkünste trainiert habe, die immer verschiedene Beweglichkeiten verlangen. Und da meine Zeit knapp war, wollte ich auf möglichst effiziente Weise bei den notwendigen Dehnungen und Beweglichkeitssteigerungen vorankommen. Chronischer Zeitmangel sowie das mangelnde Wissen darüber, wie wichtig Dehnung ist, sind unserer Einschätzung nach die größten Hindernisse, ihr die Aufmerksamkeit zu schenken, die eigentlich dringend notwendig wäre, um schlimme Fehlentwicklungen im Bewegungssystem zu verhindern.

SICHERHEITSMASSNAHMEN

Sind Sie noch unsicher, ob manche Übungen eventuell eine Überforderung für Ihren Körper und Ihren Rücken sein könnten? Dann lesen Sie bitte noch einmal die Sicherheitsmaßnahmen auf **Seite 47 ff.**

Die Parallelentwicklung der Übungen und der Osteopressur

Der andere Faktor, ohne den dieses Übungssystem nicht hätte entwickelt werden können, war der dauernde Abgleich mit unseren Erfahrungen mit Schmerzpatienten in den letzten 30 Jahren. Denn die Osteopressur wurde ja zeitgleich mit den Übungen entwickelt. Eines wäre ohne das andere niemals möglich gewesen. Ganz zu schweigen von meinem technischen Wissen, das ich auf die Biomechanik übertragen habe.

Der wichtigste Grundsatz des Übens: Konsequenz

Rückenschmerzen entstehen gemäß unserem Erklärungsmodell, weil die Anspannungen der Muskeln am Rumpf immer höher und die Faszien immer unnachgiebiger werden. Dieser Prozess kann Jahre oder gar Jahrzehnte dauern. Erst nach dieser »Vorbereitungszeit« werden die Kräfte rund um oder in der Wirbelsäule so groß, dass der Körper sie nicht mehr tolerieren kann. Denn es droht ein Verschleiß, der so groß ist, dass der Körper mit dem Reparieren nicht mehr nachkommen würde oder plötzliche Schädigungen immer wahrscheinlicher werden, etwa der Vorfall oder das Einreißen der Bandscheiben.
Wird die Spannung durch unsere Therapie so gemindert, dass der Körper diese Schmerzen abschalten kann, ist noch längst nicht alles wieder in bester Ordnung. Dann kommt es darauf an, die Übungen unvermindert weiterzumachen, vielleicht irgendwann nicht mehr täglich, aber einige Male pro Woche und

Mit unseren speziellen Dehn- und Kräftigungsübungen wird auch Ihr Rücken wieder schmerzfrei und beweglich.

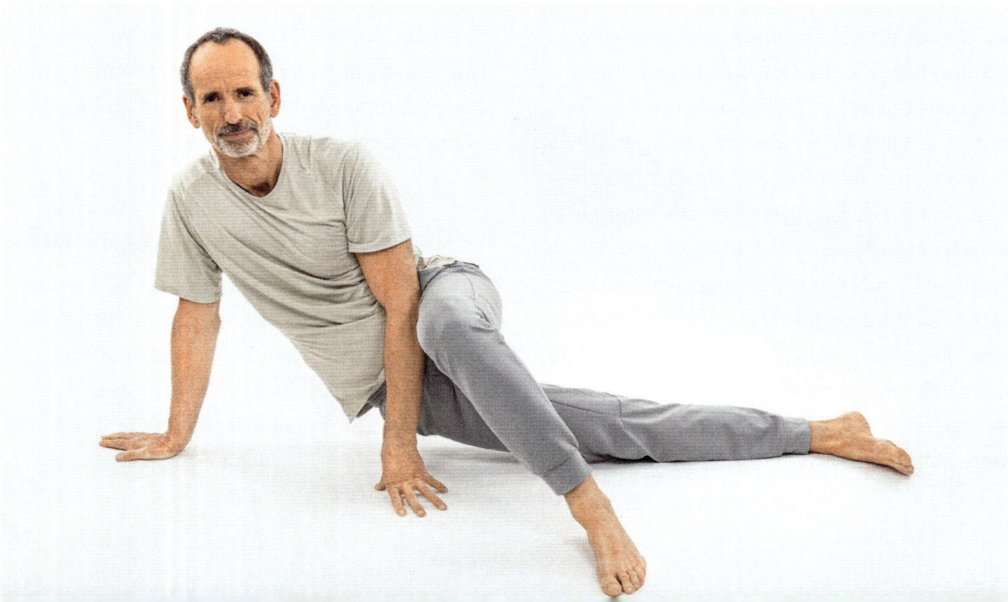

schließlich noch einmal wöchentlich. Letztendlich kommt es darauf an, wie stark der Input an spannungserhöhenden oder flexibilitätsmindernden Einflüssen Ihres Bewegungsalltags ist.
Aber eines müssen Sie verstehen: Irgendwann mit den Übungen einfach wieder aufzuhören, weil Sie schmerzfrei sind, wäre ein großer Fehler. Doch keine Sorge: Bei Bedarf wird Ihr Körper Sie auch in diesem Fall wieder ans Üben erinnern – mit Schmerzen.

SO FÜHREN SIE DIE ÜBUNGEN FÜR IHREN RÜCKEN AUS

Zunächst beschreibe ich Ihnen die Übung in der kompletten Ausführung in drei sich teilweise wiederholenden Übungsschritten.

WENN DER BEKANNTE SCHMERZ AUFTAUCHT

Es kann vorkommen, dass Sie in der Dehnung genau den Schmerz spüren, den Sie eigentlich loswerden möchten. Die normale Reaktion ist: »Oh, das schadet mir, das darf ich nicht tun!« Dabei ist genau das ein Zeichen dafür, dass die Übung gegen Ihren Schmerz wirken wird. Denn wenn dieser beim Dehnen ausgelöst wird, heißt das: Jetzt »ziehen« Sie exakt an der verkürzten Struktur, damit diese wieder länger und flexibler wird. Hinterher ist der Engpass mehr geöffnet und der Körper wird weniger belastet, sodass weniger Schmerzen erzeugt werden.

Schritt 1 – Dehnen

- Nachdem Sie in die beschriebene Position gegangen sind, dehnen Sie sich passiv langsam immer mehr, bis Sie auf dem noch positiven Schmerzlevel von 9 angekommen sind (Passivdehnung).
- Atmen Sie dabei möglichst tief und bewusst ein und aus.
- Wenn das Dehnungsgefühl nachlässt, weil Ihre Muskeln und Faszien nachgeben, steigern Sie – am besten jeweils beim Ausatmen – Stückchen für Stückchen die Dehnung, sodass Sie immer auf etwa 9 oder 9,5 bleiben.
- Dehnen Sie sich so 30 Sekunden lang.

Schritt 2 – Gegenspannen

- Anschließend spannen Sie für 10 Sekunden zunehmend so stark wie möglich mit Ihren Muskeln gegen die Dehnung an, und zwar genau dort, wo Sie den Dehnungsschmerz am meisten spüren. Dieses Gegenspannen soll als Maximalkrafttraining ausgeführt werden, da die Ergebnisse desto besser sind, je größer die Kraft ist, mit der Sie gegenspannen. Der einzige Grund, das Gegenspannen zu begrenzen, wäre, dass der Schmerz auf oder über 10 gehen würde.
- Beim Gegenspannen darf keine Bewegung stattfinden – das nennt man isometrisch.

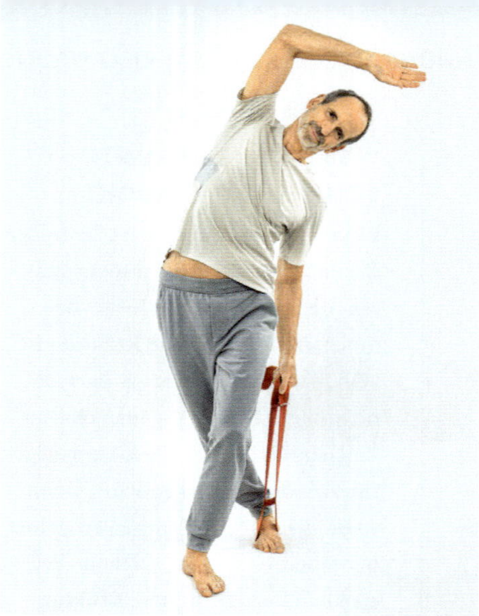

Unsere Hilfsmittel wie die Schlaufe erleichtern die Dehn- und Kräftigungsübungen.

- Anschließend dehnen Sie sich für 20 Sekunden weiter, wobei Sie wieder – während Sie die Dehnung konsequent weiter steigern – darauf achten, dass Sie auf 9 bis 9,5 bleiben.
- Dieses Gegenspannen mit dem anschließenden Vertiefen der Dehnung wiederholen Sie noch zweimal.

Schritt 3 – Aktivdehnung in derselben oder in einer neuen Position

- Anschließend nehmen Sie die veränderte Position ein.
- Oder Sie lassen die Schlaufe los und ziehen sich für 10 Sekunden mit aller Kraft – auch wieder mit Ihrer Maximalkraft – aktiv in die Dehnung (Aktivdehnung).

Sanftere Vorstufen

Je nach Ihrem Zustand und abhängig davon, wie gewohnt körperliche Übungen solcher Art für Sie sind, kann es sein, dass die komplette Übungsabfolge zu Beginn noch zu anspruchsvoll ist. Nachfolgend finden Sie deswegen einige Vorstufen, die auch schon deutliche Wirkungen entfalten, aber wesentlich einfacher durchzuführen sind.

- **Einfachste Ausführung:** Gehen Sie in die beschriebene Position und dehnen Sie sich über einen Zeitraum von zweieinhalb Minuten zunehmend passiv. Im Grunde weiten Sie Schritt 1 der kompletten Ausführung auf diesen längeren Zeitraum aus. Während dieser Übungszeit atmen Sie möglichst tief ein und aus und steigern – vorzugsweise beim Ausatmen – die Dehnung immer weiter. Bleiben Sie beim Intensitätsgrad 9 bis 9,5.

WAS BEDEUTET PASSIV UND AKTIV DEHNEN?

Bei der Passivdehnung benutzt man den Boden, die Wand oder die Schlaufe, um sich in die Dehnung ziehen oder drücken zu lassen. Passiv nennt man das, weil es eine Kraft von außen ist, die das tut. Bei der Aktivdehnung zieht man sich selbst mit den Muskeln der Gegenseite des Dehnungsbereichs – aktiv – in die Dehnung.

- **Zweite Vorstufe:** Üben Sie Schritt 1 für 1 Minute. Machen Sie dann Schritt 2, spannen Sie aber mit steigender Kraft nicht nur 10 Sekunden, sondern 30 Sekunden lang zunehmend dagegen. Steigern Sie die Dehnung anschließend noch einmal für 1 Minute zunehmend. Bleiben Sie wie immer beim Intensitätsgrad 9 bis 9,5.
- **Dritte Vorstufe:** Beginnen Sie wie in der zweiten Vorstufe mit Schritt 1 für 1 Minute. Machen Sie dann Schritt 2 und spannen Sie mit steigender Kraft 30 Sekunden lang zunehmend dagegen. Steigern Sie die Dehnung anschließend noch einmal für 30 Sekunden zunehmend.
  Führen Sie im Anschluss daran für 30 Sekunden Schritt 3 (die Aktivdehnung, **siehe Seite 80**) durch. Bleiben Sie auch hier beim Intensitätsgrad 9 bis 9,5.

DAS BRAUCHEN SIE FÜRS ÜBEN

- 10 bis 15 Minuten Zeit und Ruhe.
- Je nach den Varianten, die Sie üben möchten, einen Platz auf festem Boden, aber mit weicher Unterlage (Matte, Teppich, Decke), eine Wand, an die Sie sich lehnen können, einen Stuhl oder ein anderes Sitzmöbel.
- Übungsschlaufe, Rückenretter oder ein alternatives Hilfsmittel wie auf **Seite 54 ff.** beschrieben.
- Die Mini-, Medi- und Maxi-Faszienrolle **(siehe Seite 109 ff.)**.
- Unsere Keile zum Unterlegen oder alternative Hilfsmittel, die den gleichen Zweck erfüllen.

BEIDSEITIG ÜBEN? WIE LANG WEITERÜBEN?

Auch wenn Sie die Rückenschmerzen nur einseitig haben, absolvieren Sie unsere speziellen Übungen zur Dehnung und Kräftigung ab **Seite 82** immer beidseitig. Nur wenn die Zeit knapp ist, oder Sie bemerken, dass bei einer Übung eine Seite einen viel befreienderen Einfluss hat als die andere, können Sie diese öfter üben.

Üben Sie nicht nur, bis Sie schmerzfrei sind, sondern solange Sie Ihre anderen persönlichen Bewegungsgewohnheiten beibehalten. Denn wenn Sie diese nicht ändern, dürfen Sie auch die Übungen nicht ändern. Ihnen sollte immer bewusst sein, dass Sie mit diesen Übungen Ihren Bewegungsalltag immer wieder ausgleichen.

Nur wenn Sie Ihre Sportart wechseln, von einem Auto mit Schaltgetriebe auf Automatik wechseln oder statt im vierten Stock im Erdgeschoss wohnen, können Sie Ihre Übungen ändern oder vielleicht teilweise weglassen. Die genaue Handlungsanweisung dazu liefert Ihnen Ihr Körper – mit Schmerzen.

DEHNUNGEN MIT DEM RÜCKENRETTER

Der Rückenretter ist im wahrsten Sinn des Wortes die Rettung für den Rücken. Er ist ein »Herzöffner« und macht Ihnen die Übungen gegen Schmerzen und Rundrücken viel leichter

Seit vielen Jahren entwickeln wir Übungen, mit denen Sie sich als Patient dauerhaft selbst von Ihren Schmerzen befreien oder diesen effektiv vorbeugen können. Unser Ziel ist dabei, Ihnen das Umtrainieren Ihrer Muskeln und Faszien so leicht und bequem wie möglich zu machen. Konkret bedeutet das: größtmögliche Wirksamkeit in der kürzestmöglichen Zeit bei geringstem mentalen und körperlichen Aufwand. Unser Rückenretter ist so gesehen eine echte Innovation und macht es viel leichter, die Rückenschmerzen zunehmend in den Griff zu bekommen, ja sogar zu beseitigen. Die wichtigste Rolle spielen dabei die Übungen. Nur durch sie können Sie sich dauerhafte Schmerzfreiheit antrainieren und quasi fest in den Körper »einbauen«.
Was dieser Umsetzung jedoch immer wieder im Weg steht, ist unsere »genetisch installierte Faulheit«, ein jahrmillionenaltes Energiesparprogramm unseres Körpers, das uns unentwegt zuflüstert: Streng dich nicht an, spar deine Kraft! Mit unserem Rückenretter können Sie genau das: faul sein. Kraft und Anstrengung sparen. Sie legen sich nämlich einfach gemütlich auf ihn und lassen sich intensiv passiv dehnen. Gleichzeitig entspannen durch den Druck des Aufliegens die Schlüsselmuskeln. Der Rückenretter macht unsere anderen Übungen zwar nicht überflüssig, aber er erleichtert Ihnen sehr die wichtigste Arbeit, die notwendig ist, um einen schmerzfreien, leichten, sich wohlfühlenden, vollbeweglichen Rücken in guter Haltung zu entwickeln. Mit seiner Hilfe werden die verkürzten, viel zu hoch angespannten Muskeln und Faszien wieder lang und geschmeidig genug, um sie entspannt zu trainieren.

Von links nach rechts: 2D-Aufsatz, 360°-Aufsatz, kleiner Sockel, mittlerer Sockel und großer Sockel.

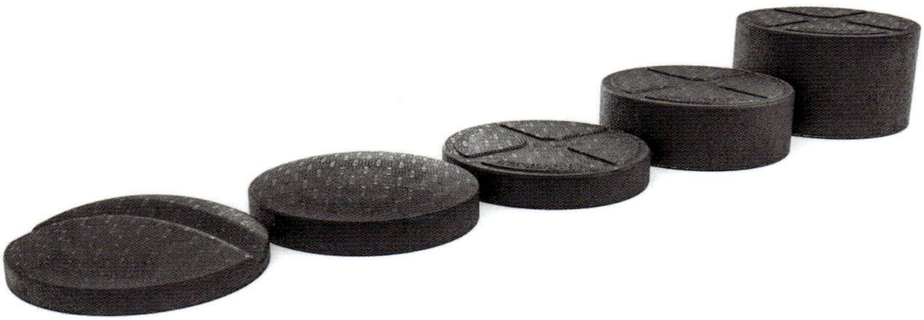

BRUSTWIRBELSÄULE AUFDEHNEN, DAS »HERZ ÖFFNEN«

Schmerzen im oberen Rücken wegtrainieren geht schnell. Den Rundrücken wieder in eine gute Haltung zu bringen ist dagegen richtig viel Arbeit – die der Rückenretter Ihnen aber zum großen Teil abnimmt.

- **Selbsttest:** Legen Sie sich auf den Boden und strecken Sie Ihre Arme 10 Grad über Schulterhöhe. (1) Die Unterlage sollte möglichst fest sein, verzichten Sie also auf eine zu dicke Matte oder einen zu weichen Teppichboden. Spüren Sie schon eine Dehnung im Rundrücken? Liegt er auf und merken Sie, dass Sie den Kopf überstrecken müssen und es schon in den Schultern und/oder Armen zieht? Wenn es so ist, dann beginnt hier Ihre Übung.
- **Dehnen mit dem Rückenretter:** Wenn Sie entspannt liegen können und der Hinterkopf aufliegt, ohne dass Sie im Nacken überstrecken, beginnen Sie zunächst mit einem der beiden Aufsätze – 360° oder 2D – ohne Sockelteil. Erspüren Sie, mit welchem Aufsatz Sie bei einem angenehmen, gut auszuhaltenden Druckgefühl mehr Dehnung erzeugen können. Probieren Sie auch aus, wo unter der Brustwirbelsäule es sich am besten und forderndsten anfühlt, und variieren Sie entsprechend die Auflagestelle. Steigern Sie im Lauf der Zeit zunehmend die Höhe, indem Sie die Sockelteile 1, 2 und 3 kombinieren.
- Die Übungszeit auf dem Rückenretter ist eigentlich nicht begrenzt. Sie liegen passiv auf ihm und lassen die Arbeit einfach durch die Schwerkraft erledigen. Wichtig ist nur, dass Sie sich langsam daran gewöhnen. Denn die Veränderung der Rückengeometrie ist zwar kurzfristig nur gering, aber dennoch sehr intensiv spürbar. Wundern Sie sich also nicht, wenn Sie beim Verlassen der Übungsposition Schwierigkeiten haben, sich zu bewegen. Gehen Sie immer vorsichtig aus der Position heraus. Nach ein, zwei Minuten verschwinden die muskelkaterartigen Bewegungsschmerzen.
- Gehen Sie nach dem Rückenretter in die Bauchlage und ziehen Sie den oberen Rumpf und Ihre Arme im 10-Grad-Winkel über der Schulter maximal nach oben. (2)

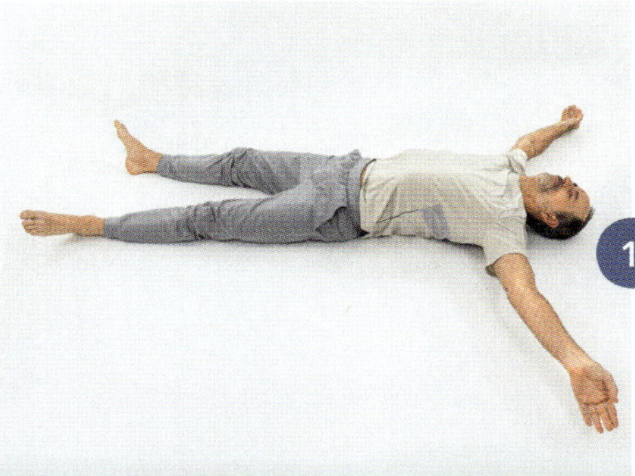
1

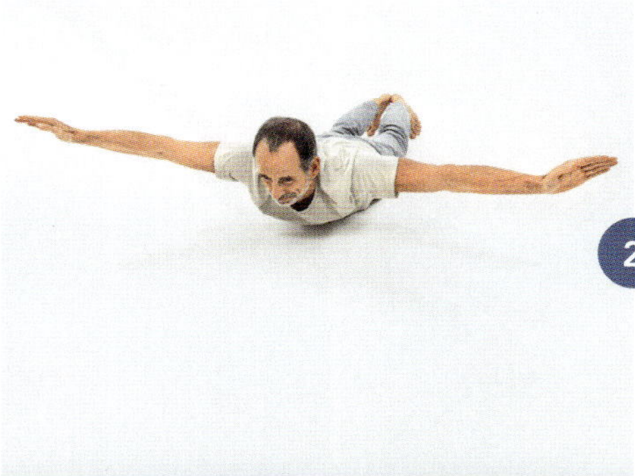
2

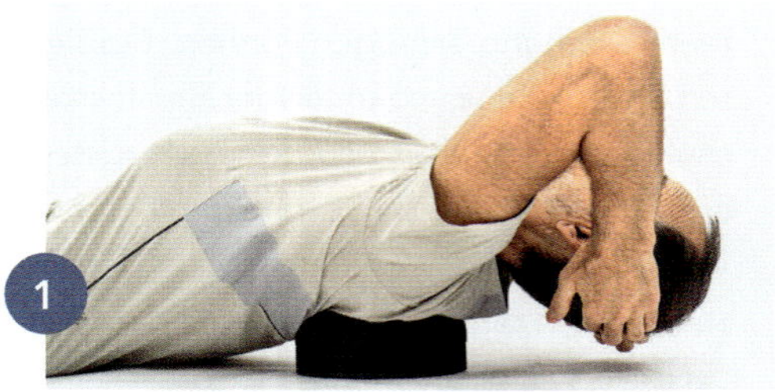

Variante A

- Erhöhen Sie den Rückenretter, bis Sie mit dem Kopf nur sehr überstreckt am Boden bleiben könnten. Greifen Sie den Hinterkopf und suchen Sie den tiefsten Punkt, an dem Sie das Kinn noch weitestmöglich Richtung Kehlkopf halten können. (1)

Variante B

- Sie halten die Position des Kopfes mithilfe der Schlaufe aufrecht und bringen sich so millimetergenau in die maximal mögliche Dehnungsposition. Durch die Schlaufe haben Sie darüber hinaus Axialdruck auf den Armen, wodurch Sie Ihre Schultern so ansteuern können, dass sie in die tiefstmögliche rückwärtige Position gedrückt werden können. Damit wird die Dehnung in Richtung Streckung der Brustwirbelsäule aktiviert und der oft nach vorn gebogene eingesunkene Schultergürtel wieder gerade gerichtet. (2)

LENDENWIRBELSÄULE AUFDEHNEN

Schmerzen im unteren Rücken lassen sich ebenso schnell wegtrainieren wie im oberen Rücken. Die dazu nötige Dehnung führt auch zur Normalisierung einer zu starken Lordose.

- **Selbsttest:** Legen Sie sich in Rückenlage mit aufgestellten Knien auf eine nicht zu weiche Unterlage (Übungsmatte, Teppich). Bringen Sie Ihre Lendenwirbelsäule so nah wie möglich an den Boden, indem Sie den Bauchnabel so weit nach unten ziehen wie möglich. Halten Sie diese Wirbelsäulenposition und strecken Sie langsam Ihre Beine. Wie weit kommen Sie, bevor Sie eine Spannung, einen Schmerz oder ein Ziehen im unteren Rücken bemerken und daher

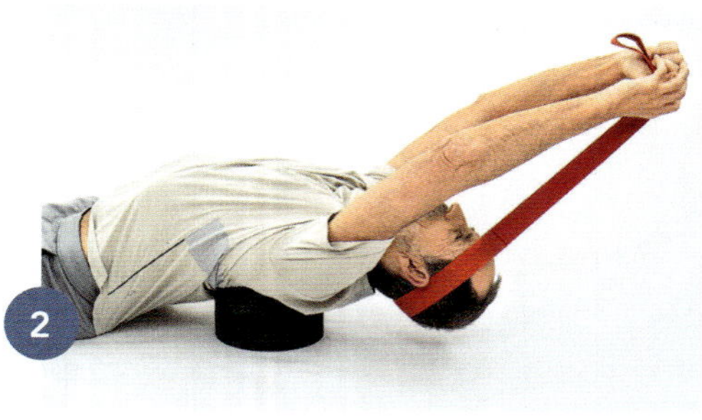

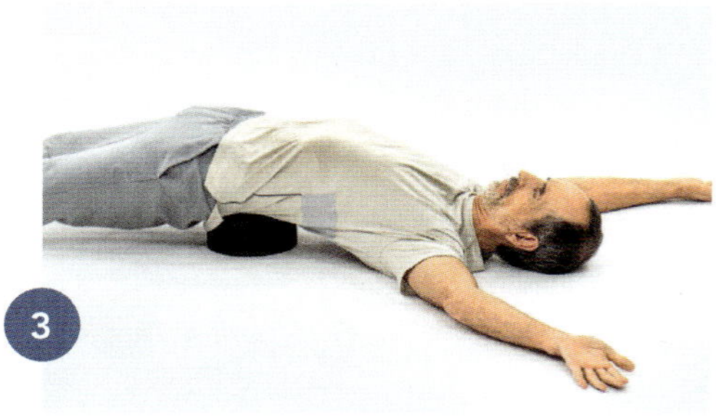

wieder ins Hohlkreuz gehen? Ist dies schon so, bevor Ihre Kniekehlen am Boden angekommen sind, beginnt hier Ihre Übung.

- **Dehnen mit dem Rückenretter:** Wenn Sie die Beine gestreckt ablegen können, ohne dass es zieht oder schmerzt, beginnen Sie mit einem der beiden Aufsätze – 360° oder 2D – ohne Sockel darunter. Legen Sie den Aufsatz direkt unter Ihr Kreuzbein. Achtung: Platzieren Sie ihn niemals unter die Lendenwirbelsäule, dadurch könnte sich die Hyperlordose sogar noch verschlimmern. Ist der Druck anfangs noch zu schmerzhaft, legen Sie ein gefaltetes Handtuch unter, sodass der Auflagedruckschmerz unter 10 bleibt. Probieren Sie zu Beginn auch wieder aus, welcher der beiden Aufsätze sich für Sie besser anfühlt.
- Platzieren Sie Ihre Arme so, dass ihre Position die Dehnung rund um die Hüfte so weit wie möglich unterstützt. (3)
- Arbeiten Sie sich dann im Lauf der Zeit immer höher, indem Sie die entsprechenden Sockelteile 1, 2 und 3 kombinieren. (4)

BRUST- UND LENDENWIRBELSÄULE GLEICHZEITIG AUFDEHNEN

Diese kombinierte Dehnung für Brust- udn Lendenwirbelsäule sollten Sie erst üben, wenn Sie die beiden einzelnen Dehnungen bereits einige Zeit geübt haben und sicher in der Anwendung geworden sind.

- Wählen Sie einen Aufsatz für die Brustwirbelsäule und einen für Ihr Kreuzbein und platzieren Sie die Sockelteile dann so, dass Sie im Hüftbereich und am oberen Rücken etwa die gleiche Dehnung spüren. Am besten gehen Sie dabei wie folgt vor: Legen Sie sich zuerst auf den Rückenretter unter Ihrem oberen Rücken. Dann drücken Sie mit den Beinen Ihr Becken nach oben und unterlegen Ihr Kreuzbein. Zum Schluss richten Sie Ihre Arme so aus, dass Sie die Dehnung am intensivsten spüren. (5)
- Beim Verlassen dieser Konstruktion: Heben Sie zuerst wieder Ihre Hüfte an und entfernen Sie den Rückenretter unter Ihrem Kreuzbein. Anschließend rollen Sie sich zur Seite vom oberen Rückenretter herunter.

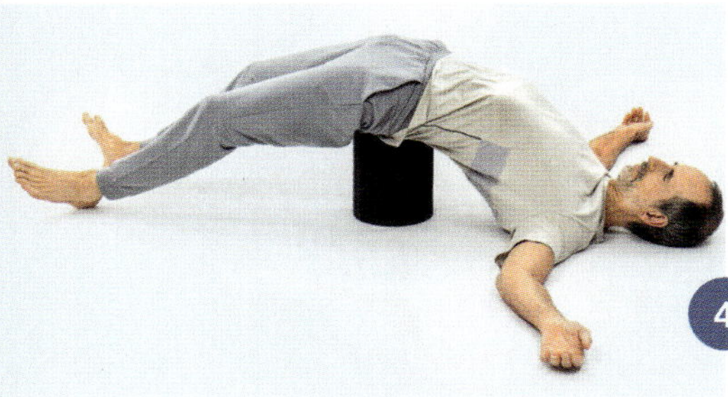

4

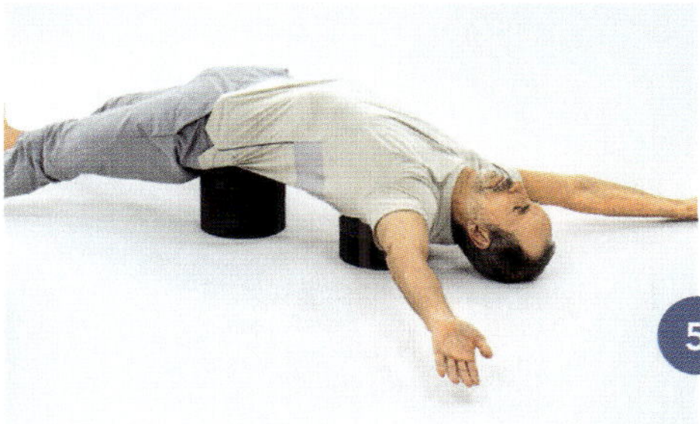

5

ENGPASSDEHNUNG VORDERER RUMPF

Diese Übung und ihre verschiedenen Varianten ist die wichtigste überhaupt gegen Rückenschmerzen, weil sie gezielt die durchs Sitzen extrem verkürzten Muskeln und Faszien dehnt.

GRUNDÜBUNG IN BAUCHLAGE

- **Position:** Gehen Sie auf alle viere und lassen Sie dann – Ihre Leisten voran – das Becken langsam nach unten sinken. Strecken Sie Ihre Arme durch. Achten Sie während des Absenkens darauf, möglichst nicht ins Hohlkreuz auszuweichen. Sorgen Sie dafür, dass Ihre Leistenmitte (sie liegt etwa in Höhe des Schambeins) der tiefste Punkt des Bogens ist. Senken Sie Ihre Leisten, bis Sie eine erste leichte Spannung im Rücken, über den Leisten oder im Bauch spüren. (1)
- **Dehnen:** Lassen Sie die Schwerkraft wirken und sich immer weiter durchhängen. Reicht dies nicht für eine genügende Dehnungsintensität, ziehen Sie sich zusätzlich mithilfe der Gesäß- und anderer Muskeln nach unten. Die Feineinstellung der Dehnungsintensität können Sie zusätzlich über das Anheben oder Senken der Schultern vornehmen. Wenn Sie bei gestreckten Ellbogen, die senkrecht stehen, zu viel Dehnungsintensität erzeugen, ziehen Sie mit den Fingern Ihre Hände so weit nach vorn, bis Sie die Intensität weit genug gemindert haben. (2)
- **Gegenspannen:** Drücken Sie Ihre Knie so gegen den Boden, als wollten Sie sie zur Brust ziehen. Stabilisieren Sie aber Ihr Becken, damit es nicht angehoben wird.

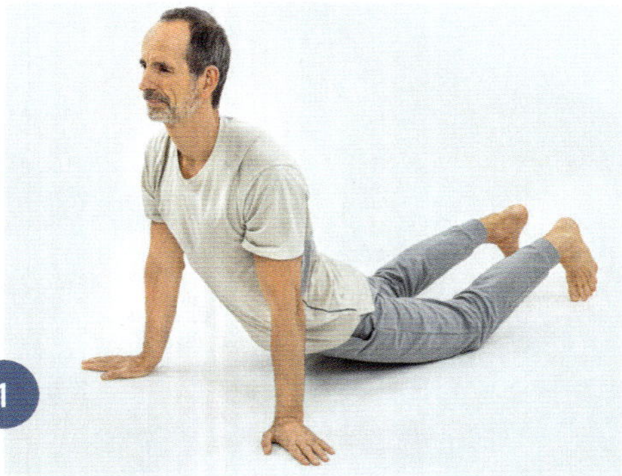

1

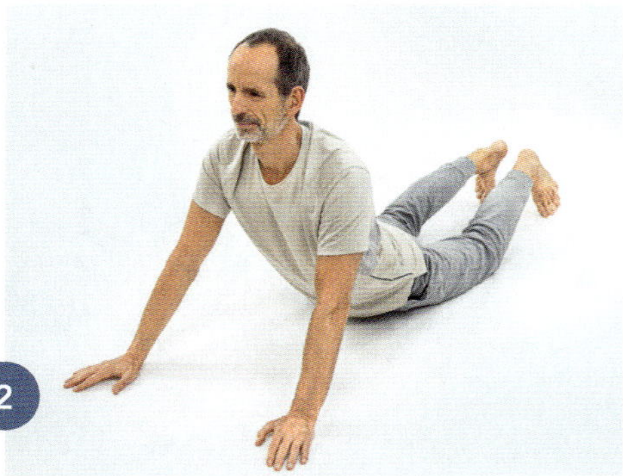

2

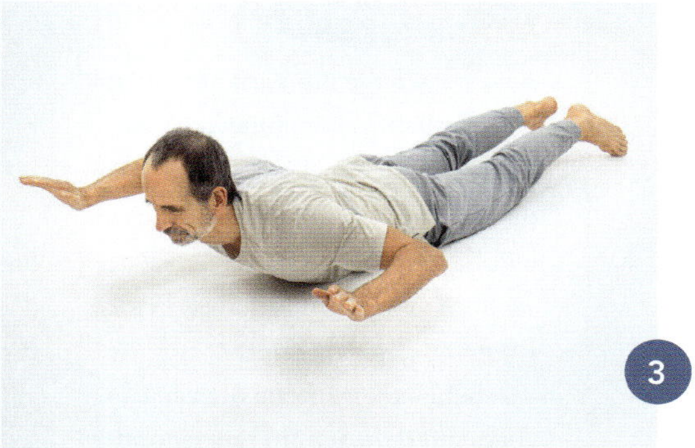

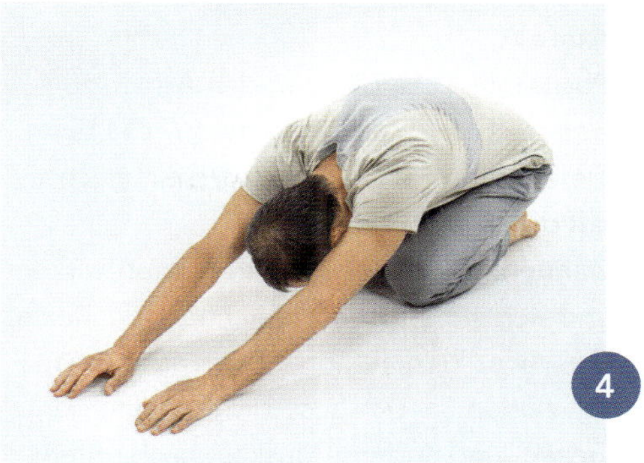

- **Aktivdehnung:** Lassen Sie sich, indem Sie Ihre Arme beugen, so weit hinunter, bis Sie Ihren Oberkörper aus eigener Kraft ohne die Arme halten können. Ziehen Sie sich so hoch wie möglich und heben Sie, wenn Sie das können, zusätzlich Ihre Beine. (3)
- Gleichen Sie anschließend die Dehnung aus, indem Sie so weit wie möglich in die Gegenposition gehen: Ziehen Sie sich zurück auf den Fersensitz und strecken Sie Ihre Arme nach vorn am Boden so weit es geht. Atmen Sie sich eine Weile immer weiter in diese Dehnung. (4)

TIPP

Wenn Sie Schwierigkeiten haben, sich mit den Armen abzustützen, können Sie sich mit den Unterarmen auf die Couch, das Bett oder einen Sessel legen. Dann sind Arme und Schultern entlastet und Sie können sich ohne »Haltestress« ganz auf die korrekte Ausführung der Übung konzentrieren. Ist Ihnen auch das noch zu anstrengend, können Sie sogar ganz auf die Arm- und Schulterkraft verzichten und sich direkt auf Ihren Brustbereich legen. Arme oder Hände stabilisieren dann nur seitlich. Und ist selbst das noch zu anstrengend, versuchen Sie die Varianten im Stand (**siehe Seite 90**).

Variante A

- **Position:** Müssen Sie mit den Armen zu weit nach vorn, wird also der Winkel beim Tiefergehen zu flach, starten Sie zunächst auf den Ellbogen.
- **Dehnen:** Lassen Sie die Schwerkraft wirken und sich immer weiter durchhängen. Reicht dies nicht für eine gute Dehnungsintensität, ziehen Sie sich zusätzlich mithilfe der Gesäß- und anderer Muskeln nach unten. Die Feineinstellung der Dehnungsintensität können Sie zusätzlich über das Anheben oder Senken der Schultern vornehmen.
- **Gegenspannen:** Drücken Sie Ihre Knie so gegen den Boden, als wollten Sie sie zur Brust ziehen. Stabilisieren Sie dabei Ihr Becken, damit es nicht nach oben geht. Wichtig: Wenn die Dehnung in dieser Position nachlässt, weil Sie flexibler werden, gehen Sie in die Position der schrägen gestreckten Arme über und schließlich in die der senkrecht stehenden Arme **(siehe Seite 86 f.)**.
- **Aktivdehnung:** Lassen Sie sich so weit hinunter, bis Sie Ihren Oberkörper aus eigener Kraft ohne die Arme halten können. Heben Sie die Arme, den Schultergürtel und den Kopf nach oben, ohne dass der Rippenbogen den Kontakt zum Boden verliert. Heben Sie, wenn Sie das können, zusätzlich Ihre Beine. (1)

RUNDRÜCKEN

Bevorzugen Sie die Variante mit angewinkelten Armen bitte auch zur Begradigung eines Rundrückens, denn hier wirkt die Dehnung vor allem in den Bereich der Brustwirbelsäule. Wichtig ist dabei, dass beide Rippenbögen den Kontakt zum Boden behalten, während Sie versuchen, mit dem Schultergürtel und dem Kopf, der so wenig wie möglich überstreckt werden sollte, immer höher zu kommen. Steuern Sie diese hebende Bewegung so an, dass sie vor allem über das Zurückziehen des Kinns in Richtung Kehlkopf erfolgt.

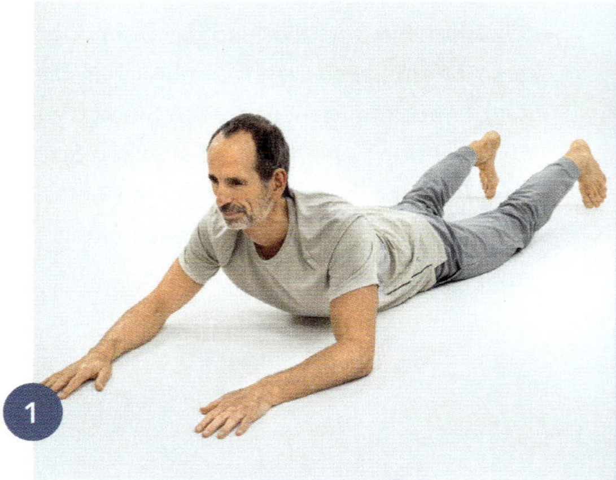

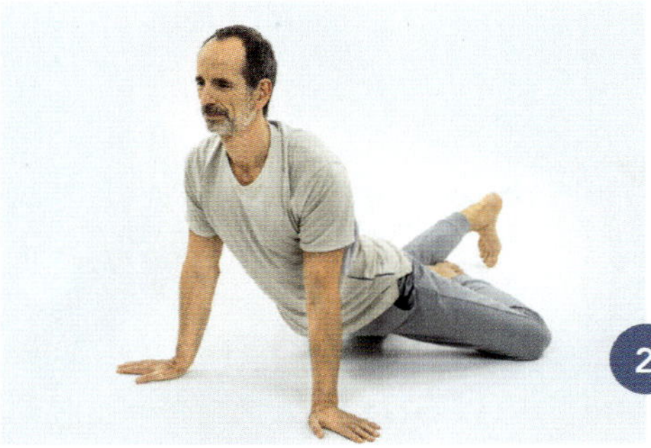
2

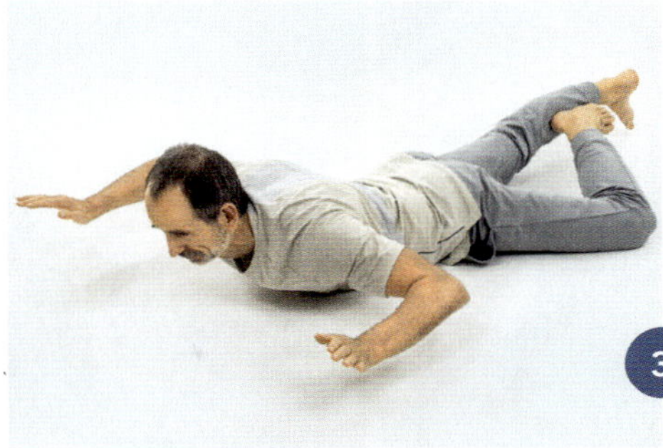
3

Variante B

- **Position:** Wie in der Grundübung: Allerdings drehen Sie das linke Knie heraus und legen die linke Fußsohle an die Innenseite des rechten Knies, ehe Sie das Becken langsam nach unten sinken lassen. (2)
- **Dehnen, Gegenspannen und Aktivdehnung:** Wie in der Grundübung, wobei Sie die Position der Beine beibehalten. (3)

Nicht vergessen: Anschließend das rechte Knie herausdrehen und die andere Seite genauso üben.

Variante C

Diese Spezialvariante dehnt eine bestimmte muskulär-fasziale Zuggurtung auf. Sie liegt genau in der Mitte zwischen der Dehnung der Front und der Dehnung der Körperseite.

- **Position:** Sie nehmen die Position ein, als wollten Sie sich seitlich dehnen. Positionieren Sie sich mit dem Rumpf seitlich auf den Armen abgestützt, sodass Ihr rechter Fuß mit der Außenkante aufliegt. Bleiben Sie so seitlich wie möglich, aber legen Sie Ihr gewinkeltes linkes Knie auf dem Boden ab. Dadurch kommt Ihr Rumpf in eine halbschräge Position und Sie spüren wieder eine andere Dehnung, die gerade bei Menschen, die viel laufen oder joggen, von großer Bedeutung für die Rückenschmerzfreiheit ist. (4)

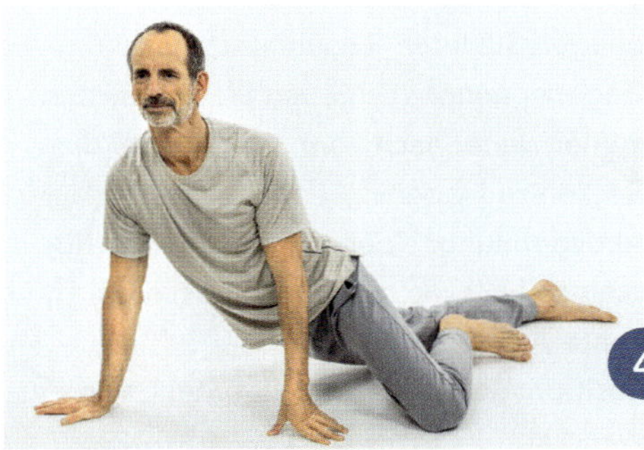
4

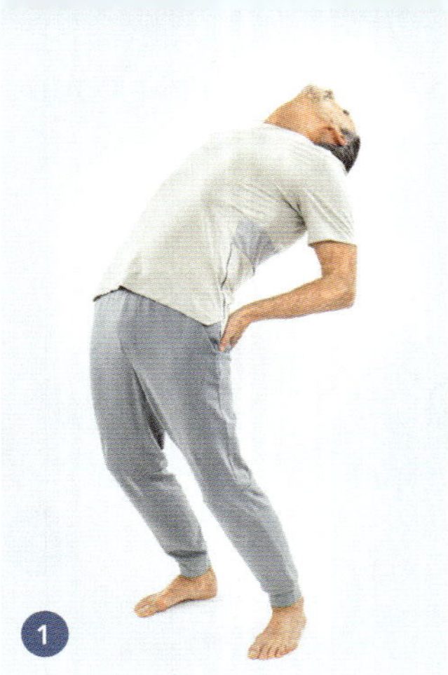

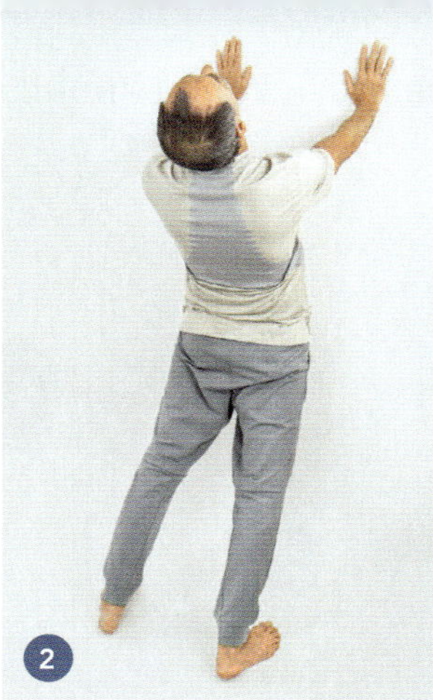

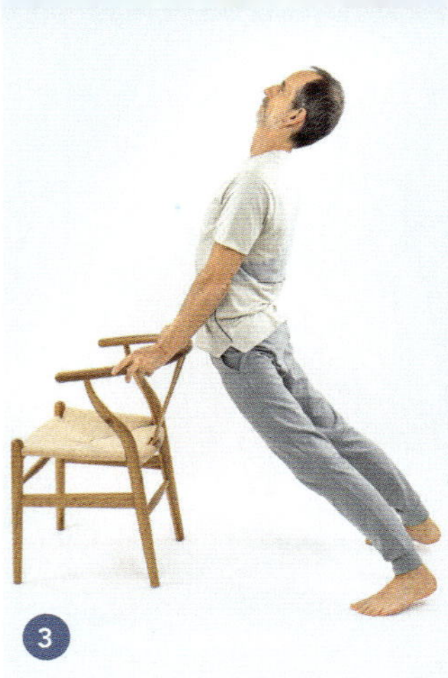

GRUNDÜBUNG IM STEHEN

Wenn Ihr Gleichgewicht es zulässt, können Sie Ihren Rücken auch im Stand überstrecken. Das ist vor allem für diejenigen unter Ihnen gut, die tagsüber sehr viel sitzen und sich so zwischendurch immer mal wieder den nötigen Ausgleich verschaffen können.

- **Position:** Stellen Sie sich aufrecht hin, fassen Sie mit den Händen an Ihr Gesäß und schieben Sie die Leisten nach vorn.
- **Dehnen:** Halten Sie das Gleichgewicht und beugen Sie Ihren Rücken nach hinten.
- **Gegenspannen:** Schieben Sie die Leisten immer weiter nach vorn, ohne dabei das Becken zu kippen.
- **Aktivdehnung:** Überstrecken Sie den Rücken so weit wie möglich nach hinten. (1)

Variante A

- **Position:** Stützen Sie sich im Stehen an der Wand ab.
- **Dehnung, Gegenspannung und Aktivdehnung:** Wie in der Grundübung. (2)

Variante B

- **Position:** Stützen Sie sich an der Stuhllehne, einer Fensterbank, dem Tisch oder Schreibtisch ab. Achten Sie dabei unbedingt auf die Stabilität der Unterlage.
- **Dehnung, Gegenspannung und Aktivdehnung:** Wie in der Grundübung. (3)

DEHNEN MIT SCHLAUFE

Diese Art der Durchführung hat sich im Lauf vieler Jahre als sehr wirkungsvoll erwiesen. Die Schlaufe ermöglicht Ihnen, die Übung korrekt durchzuführen, auch wenn Sie noch sehr unbeweglich sind.

- **Position:** Legen Sie sich auf den Bauch und platzieren Sie die Medi-Rolle oder für Sie passende Keile unter dem Knie. Mit den Keilen können Sie die für Sie optimale Übungshöhe einstellen. Diese ist dann erreicht, wenn Sie das Knie so hoch positioniert haben, dass Sie mit der Leiste dieser Seite gerade noch Kontakt zum Boden

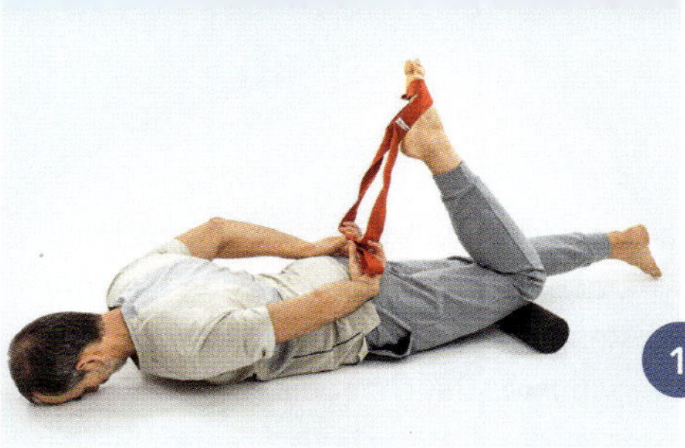

1

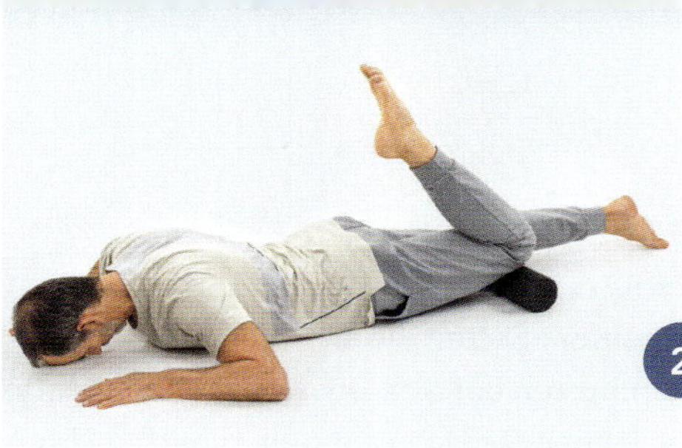

2

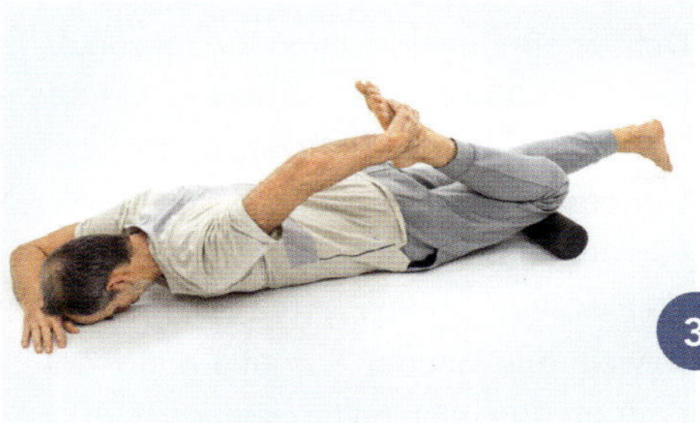

3

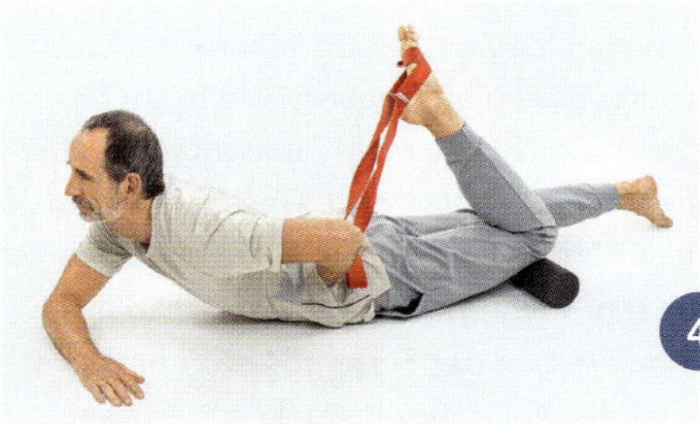

4

halten können. Legen Sie die Schlaufe um den Fußspann, halten Sie sie mit beiden Händen am Rücken und legen Sie die Stirn am Boden ab. Ziehen Sie dann gerade so viel an der Schlaufe, dass Sie eine leichte Dehnung spüren. Die Leiste geht in Richtung Boden.

- **Dehnen:** Wenn die Leiste den Boden berührt oder ihm so nah wie möglich ist, ziehen Sie den Fuß in Richtung Gesäß. (1)
- **Gegenspannen:** Drücken Sie erst die Leiste nach unten und strecken Sie dann das Bein gegen den Widerstand der Schlaufe.
- **Aktivdehnung:** Bleiben Sie so liegen, lassen Sie nur die Schlaufe los. Ziehen Sie die Leiste gegen den Boden und Ihre Ferse und den Vorfuß in Richtung Gesäß. (2)

Variante A

- Sind Sie schon beweglich genug, können Sie die Übung auch ohne Schlaufe durchführen – die Leiste muss aber unbedingt weiterhin fest auf dem Boden aufliegen. (3)

Variante B

Diese Variante für Fortgeschrittene erweitert den Engpass sehr direkt und in hoher Intensität. Schon allein dadurch, dass das Knie erhöht liegt und der obere Rumpf durch die hochgestützte Stellung weiter oben positioniert ist, wird der entsprechende Muskel in die Länge gezogen. Wenn Sie jetzt mit der Schlaufe den Fuß Richtung Gesäß ziehen, werden Sie die enorme Wirkung intensiv spüren. Ziehen Sie also sehr langsam, um die Grenze rechtzeitig zu spüren. (4)

DEHNEN IM EINBEINIGEN FERSENSITZ

- **Position:** Setzen Sie sich auf den Boden – am besten auf eine etwas »klebrige« Matte –, lehnen Sie sich weit genug nach rechts und beugen Sie Ihr linkes Knie so weit wie möglich. Legen Sie den linken Fußrücken so ab, dass die Dehnung dort leicht beginnt. Das ist die erste Stellschraube. Nähern Sie dann Ihre linke Gesäßhälfte weitestmöglich an die linke Ferse an. Dabei ist es sehr wichtig, dass Sie das Gesäß nicht innen neben der Ferse absetzen und sich auch nicht auf diesen Punkt zubewegen. Das ist die zweite Stellschraube. Wenn Sie diese ersten beiden Winkel eingestellt haben, überstrecken Sie langsam zunehmend im Hüftgelenk, wobei der Rumpf extrem gerade bleiben und das Becken fest mit dem Rumpf verbunden bleiben muss. Vor allem darf keine Überstreckung ins Hohlkreuz stattfinden. Das erreichen Sie am besten, indem Sie sich auf das Zurückbewegen Ihres Bauchnabels konzentrieren. Dies ist die dritte Schellschraube. Stellen Sie nun alle drei auf leichte Dehnung ein.
- **Dehnen:** Bringen Sie Ihren Rumpf zunehmend in (Über-)Streckung, indem Sie den Bauchnabel immer mehr einziehen.
- **Gegenspannen:** Drücken Sie den linken Fuß in den Boden, als ob Sie Ihr Bein strecken wollten, und entlasten Sie Ihre Hände so weit, dass Sie den Rumpf aus eigener Kraft gerade noch halten können. (1)
- **Aktivdehnung:** Legen Sie sich auf die rechte Seite, stützen Sie sich vor dem Körper ab und ziehen Sie das linke Bein gestreckt nach hinten. Halten Sie den Hüftwinkel und beugen Sie das linke Knie, ohne dass es sich nach vorn bewegt. (2)

1
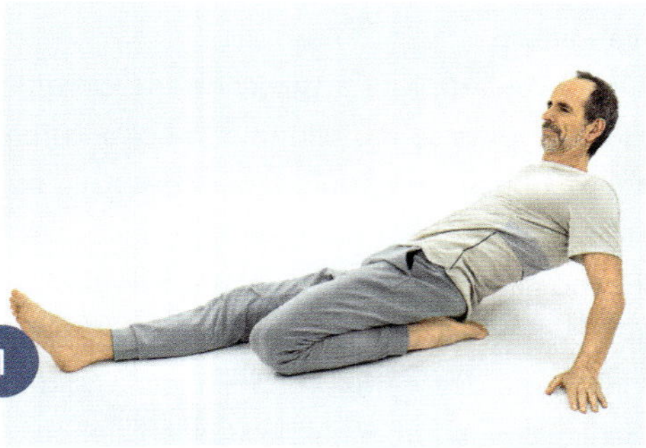

2
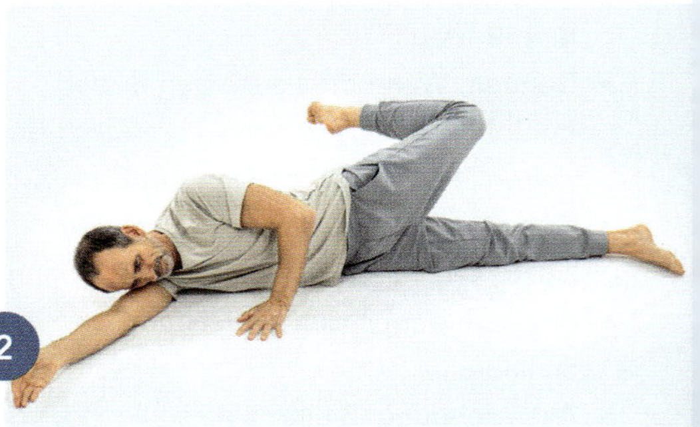

ROTATION

Diese Übung gleicht ein Bewegungsdefizit aus, das nicht nur zu Rückenschmerzen beiträgt, sondern auch mit dazu beiträgt, dass die Bandscheiben immer mehr Volumen verlieren.

GRUNDÜBUNG

- **Position:** Setzen Sie sich auf einen Stuhl und greifen Sie hinter sich an die Lehne. Drehen Sie durch das Ziehen an der Lehne Ihren Rumpf immer mehr in die Rotation nach links, bis Sie eine leichte Dehnung spüren. Wenn Sie auf dem Gesäß zu sehr mitrutschen und Sie der Rotationsdehnung deswegen ausweichen, haken Sie Ihre Füße in die Stuhlbeine ein, damit das Gesäß auf dem Stuhl nicht mitdrehen kann.
- **Dehnen**: Ziehen Sie sich mit der Kraft Ihrer Arme und Hände immer weiter in die Dehnung. (1)
- **Gegenspannen:** Halten Sie die erreichte Position und drehen Sie mit der Kraft des Rumpfs in die Gegenrichtung nach rechts. Strengen Sie genau die Muskeln in dem Bereich an, in dem Sie die Dehnung am deutlichsten spüren.
- **Aktivdehnung:** Lösen Sie Ihre Hände von der Stuhllehne und versuchen Sie die erreichte Drehung zu halten und sogar noch weiter zu steigern. (2)

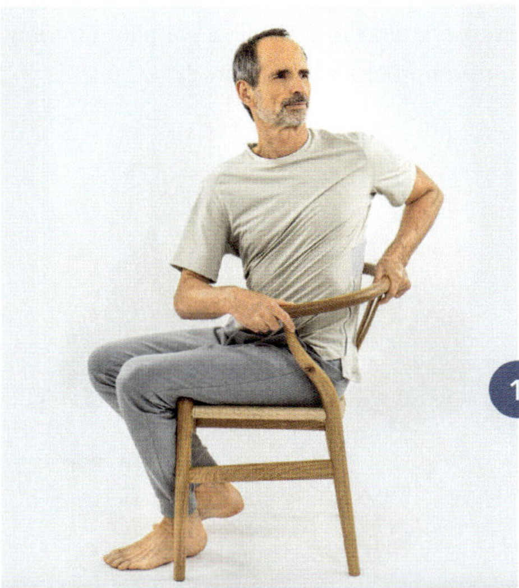

1

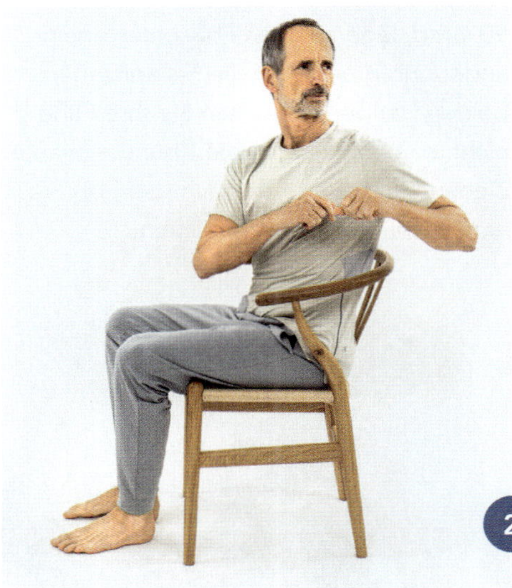

2

RÜCKSEITE DES RUMPFES

Hier üben Sie direkt in den Hartspännen der Rückenstrecker, die durch den viel zu hohen Zug nach vorn reaktiv in die Daueranspannung hinein trainiert worden sind.

GRUNDÜBUNG – TEIL 1

Diese Übung folgt unserer Maxime, exakt die Struktur zu dehnen, länger zu machen und zu flexibilisieren, die zu kurz und zu verspannt ist. Gerade die sogenannte Lumbalfaszie, die diesen Bereich überzieht, trägt enorm zur »verfilzten« Verhärtung der unteren Rückenpartie bei. Wird dieser Bereich entspannt, ist nach der Normalisierung der vorderen Struktur der größte Teil der Arbeit erledigt.

- **Position:** Setzen Sie sich auf den Boden, beugen Sie die Knie im Winkel von etwa 90 Grad, legen Sie die Fußsohlen aneinander und greifen Sie die Fußspitzen mit beiden Händen. Erreichen Sie Ihre Füße nicht, so benutzen Sie die Übungsschlaufe. Ziehen Sie sich so weit nach vorn, bis Sie eine leichte Dehnung erreichen.
- **Dehnen:** Bleiben Sie in der Brustwirbelsäule möglichst gerade und ziehen Sie Ihren Rumpf zunehmend nach vorn. So wie es möglich ist, die Beine mehr zu strecken, »laufen« Sie abwechselnd auf Ihrer linken und rechten Gesäßhälfte weiter nach hinten. Versuchen Sie, das größte Dehnungsgefühl im unteren Rücken auszulösen. (1)
- **Gegenspannen:** Spannen Sie Ihren Rücken exakt dort, wo Sie die größte Dehnung spüren an – so als wollten Sie damit den Rumpf zurückziehen.
- **Aktivdehnung:** Lassen Sie Ihre Füße oder Schlaufe los und ziehen Sie Ihren Rumpf mit maximaler Kraft nach vorn. Die Brustwirbelsäule sollte dabei möglichst gerade bleiben, um die Dehnung vor allem in den unteren Rücken zu lenken. (2)

1

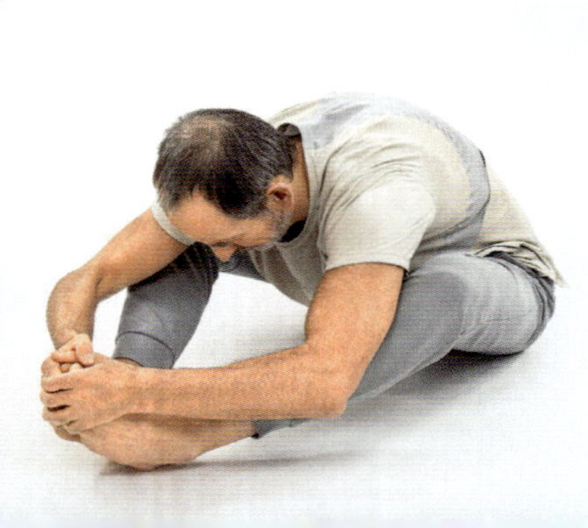

2

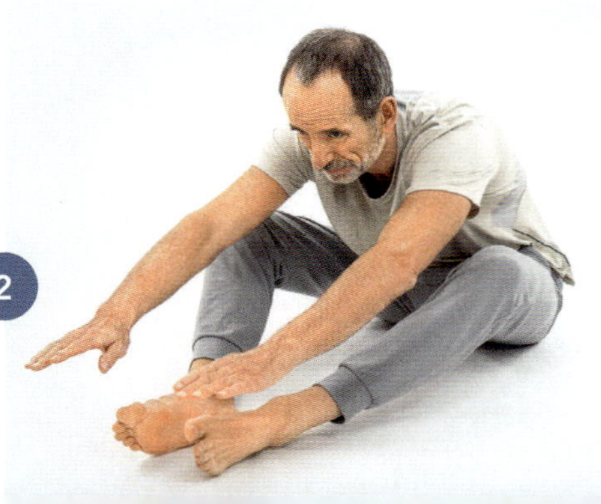

ABSCHLUSS – TEIL 2

- **Position:** Legen Sie sich mit aufgestellten Knien auf den Rücken, umfassen Sie Ihren oberen Hinterkopf so, dass Sie ihn auf dem Boden ablegen können. Helfen Sie Ihrem Kopf mit den Händen, sich so zu positionieren, dass Ihr Kinn sich dem Kehlkopf so weit wie möglich annähern kann.
- **Ausrichten 1:** Ziehen Sie nun Ihren Bauchnabel, so weit es geht, Richtung Boden, damit sich die Lordose der Lendenwirbelsäule so weit wie möglich in Richtung der physiologischen Position reduziert. (3)
- **Ausrichten 2:** Strecken Sie Ihre Beine zunehmend und achten Sie darauf, dass Ihre Lendenwirbelsäule die tiefste erreichte Position nicht wieder aufgibt.
- **Ausrichten 3:** Wenn die Beine gestreckt sind, bieten Sie alle Ihnen zur Verfügung stehende Kraft auf, um erst die Halswirbelsäule, dann die Lendenwirbelsäule und schließlich die Kniekehlen maximal nach unten zu bringen. Ziehen Sie dann die Fersen von sich weg, um die Beine zu verlängern, und den Hals lang. Zum Schluss nehmen Sie die Arme neben den Körper und ziehen noch zusätzlich Ihre Schultern so weit wie möglich Richtung Boden. (4)

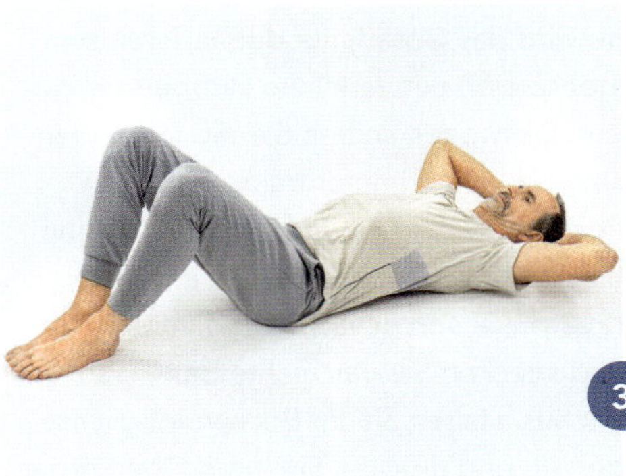

3

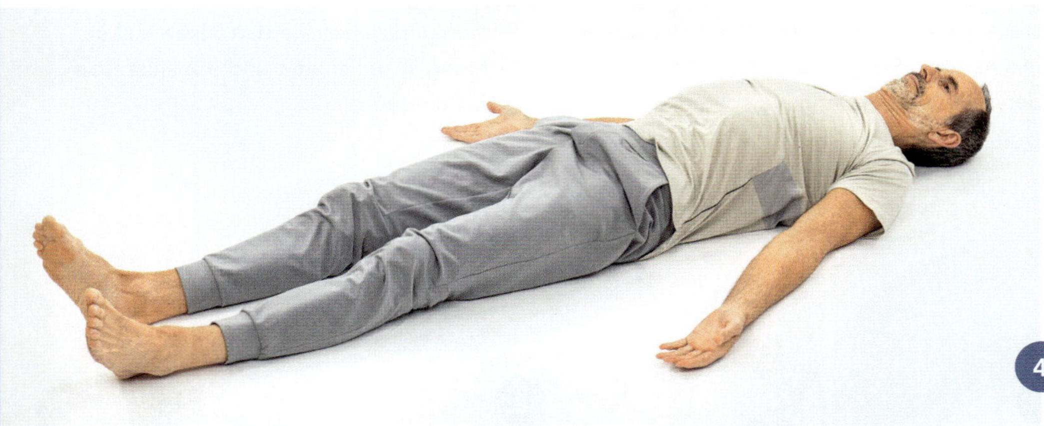

4

GESÄSS

Dies ist eine der wichtigsten Übungen, denn sie wirkt am größten Engpass Ihres Gesäßes – und dessen Muskeln sind extrem angespannt, um den Zug der Hüftbeuger auszugleichen.

GRUNDÜBUNG

Der Vorteil dieser Grundübung ist der doppelte Effekt auf beiden Seiten: Auf der einen Seite wird das Gesäß, auf der anderen sein Gegenspieler, der verkürzte Hüftbeuger, gedehnt. Deswegen sollten Sie die folgenden Übungsvarianten immer beidseitig üben.

- **Position:** Gehen Sie auf alle viere. Legen Sie den linken Unterschenkel in einem Kniewinkel von etwa 90 Grad vor sich ab und strecken Sie das rechte Bein nach hinten aus. Halten Sie Ihr Becken möglichst gerade und drücken Sie Ihren Oberkörper mit den aufgestützten Armen hoch, damit er möglichst aufrecht ist. Optimal eingestellt ist die Position, wenn Sie in der Leiste des hinteren Beins und im Gesäß des vorderen Beins eine Dehnung spüren. (1)
- **Dehnen:** Ziehen Sie Ihren hinteren Fuß, der möglichst mit dem Fußrücken aufliegen sollte, immer weiter nach hinten, versuchen Sie Ihren rechten Hüftstachel der linken Ferse anzunähern und richten Sie Ihren Rumpf immer gerader auf, sodass die Dehnung in der Leiste des hinteren Beins und im Gesäß des vorderen Beins immer intensiver wird.
- **Gegenspannen:** Drücken Sie mit größtmöglicher Kraft das hintere Knie nach unten gegen den Boden und den Unterschenkel und Fuß des vorderen Beins gegen den Boden.
- **Aktivdehnung:** Legen Sie sich auf den Rücken und ziehen Sie den linken Fuß in Richtung linke Schulter und das linke Knie in Richtung Kopf. (2)

1

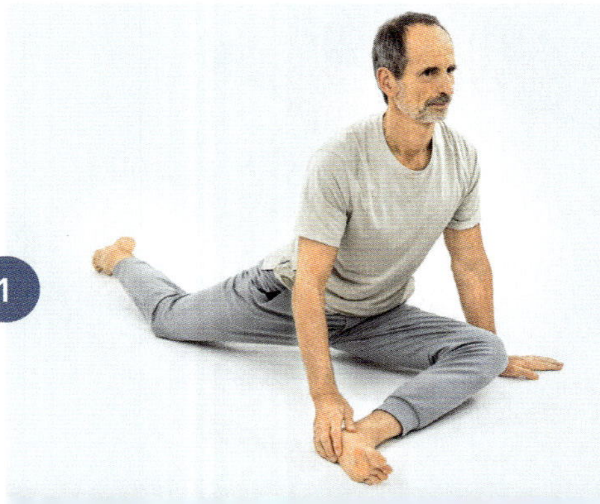

2

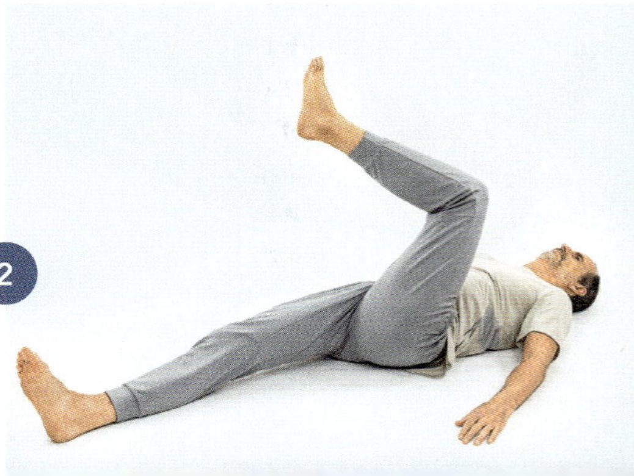

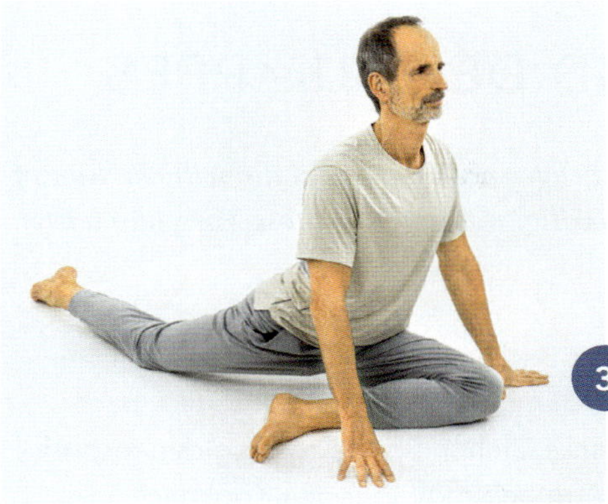
3

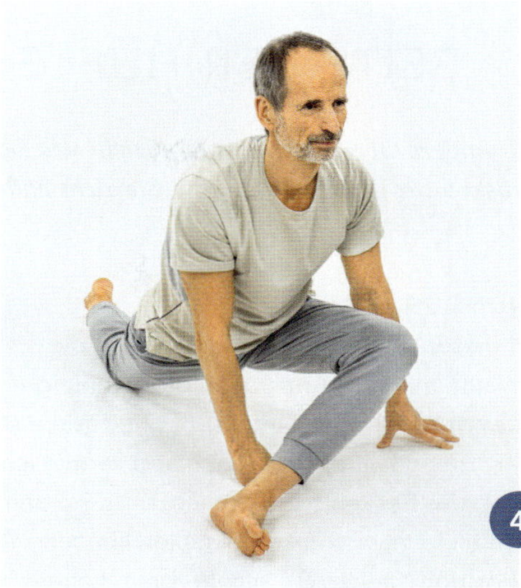
4

VARIANTE A

- **Position:** Wenn Sie den Kniewinkel von 90 Grad noch nicht einnehmen können, reduzieren Sie ihn auf 45 Grad oder so weit, dass Sie die Position einnehmen können. Ansonsten entspricht die Position derjenigen der Grundübung. (3)
- **Dehnen, Gegenspannen und Aktivdehnung:** Wie in der Grundübung.

VARIANTE B

- **Position:** Wie in der Grundübung, allerdings heben Sie in dieser fortgeschrittenen Variante das linke Bein vom Boden ab.
- **Dehnen:** Nutzen Sie die Schwerkraft und »hängen« Sie sich in die Dehnung hinein. Dadurch können Sie den Dehnungszug erhöhen und so die Intensität deutlich steigern. Beachten Sie aber, dass das Becken immer möglichst horizontal bleibt und nicht seitlich abkippt. (4)
- **Gegenspannen:** Drücken Sie mit größtmöglicher Kraft das hintere Knie nach unten gegen den Boden.
- **Aktivdehnung:** Wie in der Grundübung.

EINE SACHE DER ÜBUNG

Wenn Ihre Arm-Schulter-Kraft nicht ausreichen sollte, können Sie während der Übung leicht in die auf dem Boden abgelegte Grundübung wechseln. Mit fortschreitendem Training werden Sie dann irgendwann so weit sein, dass Sie die schwebende Variante während der gesamten Übungszeit für beide Seiten nacheinander durchhalten können.

SEITE DER HÜFTE UND DES RUMPFES

Der äußere Oberschenkelmuskel zieht wie der Hüftbeuger nach vorn und die seitliche Rumpfmuskulatur ist oft überspannt. Sie zieht zudem einseitig, was einer Skoliose Vorschub leistet.

GRUNDÜBUNG

Bei dieser Übung ziehen Sie sich über die Schlaufe mit Ihrer Armkraft in die Dehnung – dadurch lässt sich die Intensität gut dosieren. Gleichzeitig fällt es Ihnen im Stand vermutlich leicht, das Becken so zu drehen, dass Sie den besten Dehnungswinkel einstellen können.

- **Position:** Stehen Sie schulterbreit, halten Sie die Schlaufe mit der rechten Hand und stellen Sie den rechten Fuß hinein. Greifen Sie mit der linken Hand von hinten zwischen Ihren Beinen hindurch und nehmen Sie die Schlaufe. Verlagern Sie Ihr Gewicht auf das linke Bein und stellen Sie Ihren rechten Fuß hinter dem linken Bein so weit wie möglich nach links. Schieben Sie nun Ihr Becken nach rechts und beugen Sie sich mit dem Oberkörper seitlich nach links. Ziehen Sie gleichzeitig den rechten Arm gebeugt über den Kopf nach links. Drehen Sie Ihr Becken leicht nach links und rechts und verharren Sie in der Position, in der Sie die meiste Dehnung verspüren. (1)
- **Dehnen:** Ziehen Sie sich an der Schlaufe zunehmend tiefer in die Seitbeugung, sodass Sie in der Dehnungsintensität immer auf 9,5 bleiben.
- **Gegenspannen:** Versuchen Sie, Ihren Rumpf nach oben und rechts zu ziehen.
- **Aktivdehnung:** Lassen Sie die Schlaufe los und ziehen Sie dann den Rumpf aus eigener Kraft nach links. (2)

1

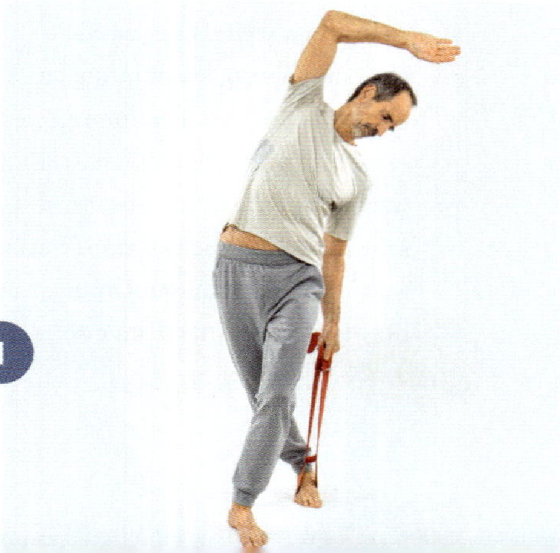

2

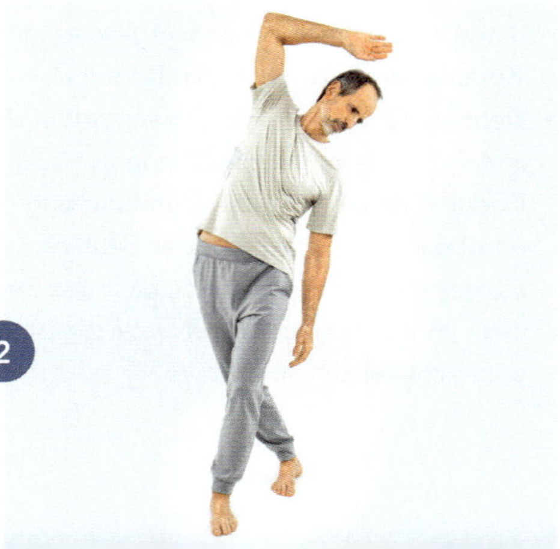

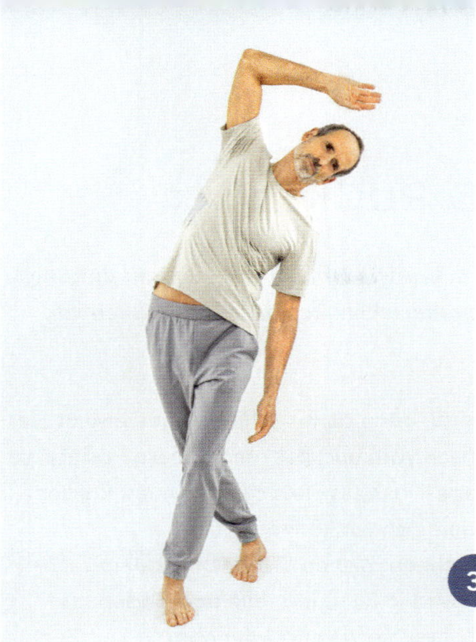

3

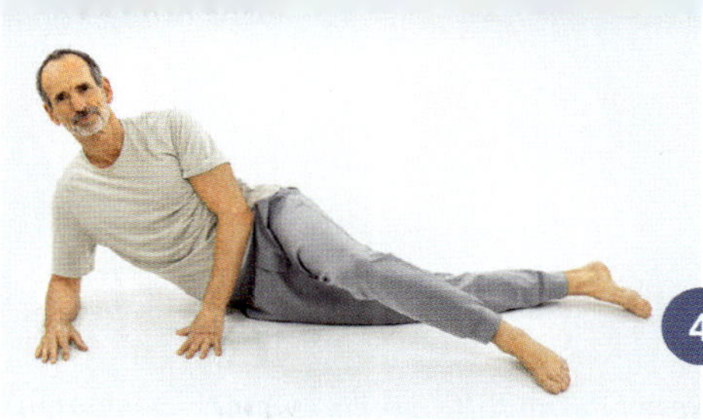

4

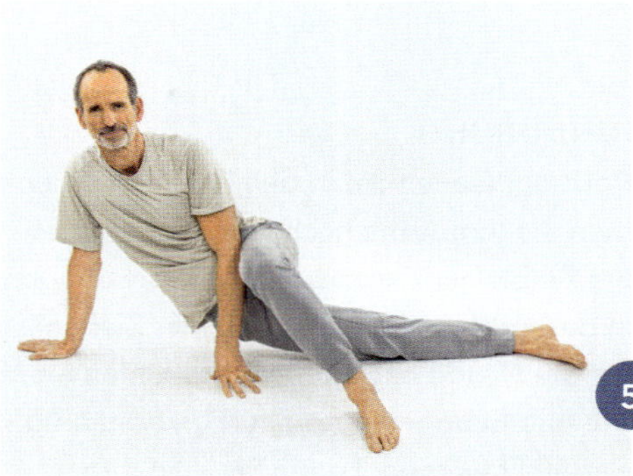

5

VARIANTE A

Im Gegensatz zur Grundübung üben Sie nun ohne Schlaufe und ziehen Ihren Rumpf aus eigener Kraft nach links. Versuchen Sie, Ihren rechten Fuß nach rechts zu ziehen – was nicht geht, wenn Sie ihn ausreichend belasten. (3)

VARIANTE B

Bei diese Variante nutzen Sie die Schwerkraft zur Dehnung. Der Nachteil ist, dass es deutlich schwieriger ist, die Position des Beckens korrekt einzustellen, um die größtmögliche Dehnungsintensität zu erreichen.

- **Position:** Legen Sie sich auf die rechte Seite und stützen Sie sich mit dem Unterarm ab. Stellen Sie den Fuß des oben liegenden Beins, das im Knie gewinkelt ist, vor das andere auf den Boden. Drehen Sie dabei das Becken so, dass Sie an der Hüfte der rechten Seite eine leichte Dehnung spüren. (4)
- **Dehnen:** Drücken Sie sich mit den Armen und aus der Schulter so hoch, dass Sie die passende Dehnungsintensität auslösen.
- **Gegenspannen:** Drücken Sie das Knie des unteren Beins nach unten gegen den Boden und gleichzeitig den rechten Ellbogen gegen den Boden.
- **Aktivdehnung:** Versuchen Sie, sich mit der Kraft der linken Seite des Rumpfes noch weiter nach oben zu ziehen, sodass der Ellbogen abhebt.
- Wenn Ihre Dehnung aufgestützt auf dem Unterarm nicht ausreicht, strecken Sie den rechten Arm und verfahren ansonsten genauso. (5)

SCHULTER UND RÜCKEN

Diese Übung hilft, einen zu stark gebeugten Rundrücken wieder aufzurichten und die eingerollten Schultern zurückzuholen. Das lindert Schulterschmerzen oder beugt ihnen vor.

GRUNDÜBUNG

- **Position:** Gehen Sie in den Kniestand, nehmen Sie Ihre Arme nach vorn und stecken Sie sie bis ganz knapp unter Ihren Ellbogen in das mittlere Feld der Schlaufe. Ziehen Sie die Hände nach außen und fühlen Sie, wie Ihre Ellbogen automatisch vollständig gestreckt werden. Legen Sie jetzt Ihre Handflächen weiter vorn auf dem Boden ab, während Sie sie dabei weiter nach außen ziehen. Senken Sie nun zunehmend Ihr Brustbein Richtung Knie und Boden, bis Sie eine leichte Dehnung im Bereich der Schultern und/oder des Rückens spüren, und beobachten Sie dabei, ob Ihre Oberschenkel senkrecht stehen. Sie sollten vermeiden, dass diese nach vorn geneigt sind, denn dann »schiebt« Ihr Gewicht Sie nach vorn und das macht diese Position so stressig, dass Sie sich nicht mehr konzentriert dehnen können.
- **Dehnen:** Ziehen Sie Ihr Brustbein zunehmend in Richtung Knie und Boden und halten Sie während der ganzen Zeit den Zug Ihrer Hände nach außen aufrecht. (1)
- **Gegenspannen:** Drücken Sie mit den Händen gegen den Boden.

1

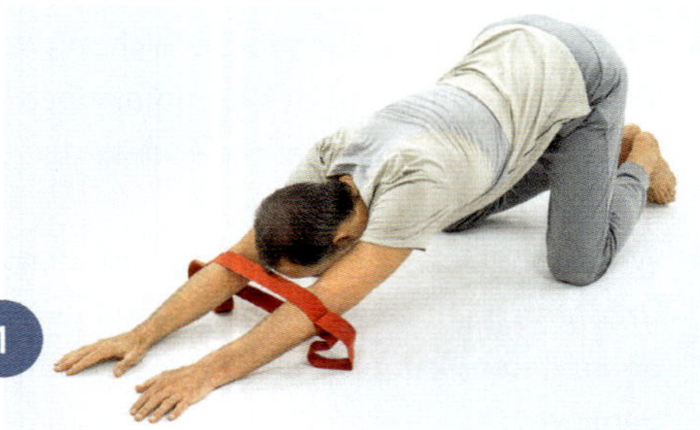

2

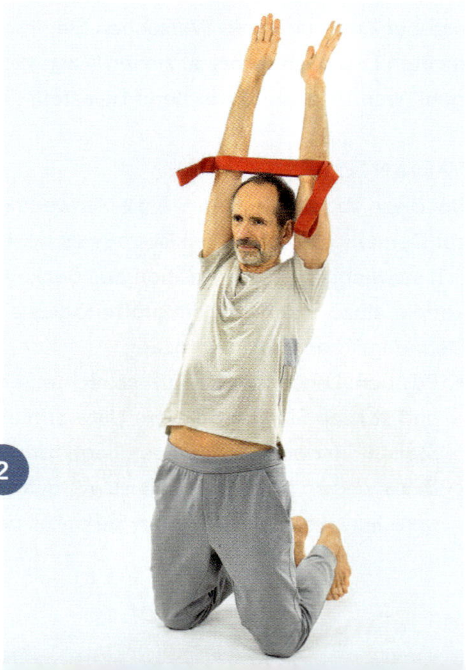

- **Aktivdehnung:** Gehen Sie in den Kniestand und ziehen Sie Ihre Arme, die nach wie vor durch den Zug der Hände nach außen vollständig gestreckt sein müssen, so weit wie möglich über den Kopf und nach hinten. Versuchen Sie dabei ein Hohlkreuz zu vermeiden. Konzentrieren Sie sich darauf, Ihre Brustwirbelsäule immer gerader aufzustellen. (2)

VARIANTE A

- **Position:** Stellen Sie sich vor eine Wand, stecken Sie Ihre Arme wie in der Grundübung durch die Schlaufe und legen Sie Ihre Handflächen an die Wand, während Sie sie dabei weiter nach außen ziehen. Senken Sie nun zunehmend Ihr Brustbein Richtung Wand, bis Sie eine leichte Dehnung im Bereich der Schultern und/oder des Rückens spüren. (3)
- **Dehnen und Gegenspannen:** Wie in der Grundübung.
- **Aktivdehnung:** Lösen Sie die Hände von der Wand und ziehen Sie Ihre Arme wie in der Grundübung so weit wie möglich über den Kopf und nach hinten, ohne ins Hohlkreuz zu kommen.

VARIANTE B

Bei dieser Variante am Tisch oder Stuhl dehnen Sie, je nach Höhe der aufgelegten Hände, gleich noch die Beinbeuger, also die hintere Beinlinie. Achten Sie dabei auf die in der Grundübung beschriebenen Einzelheiten. (4)

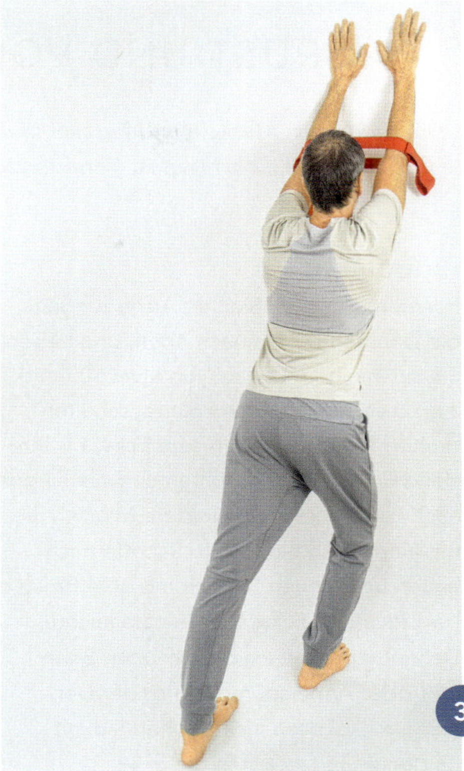

3

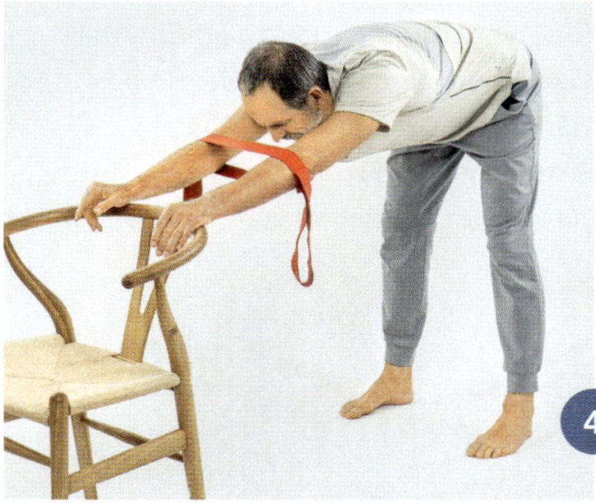

4

BRUST UND VORDERE SCHULTER

Die verkürzten Muskeln und Faszien in diesem Bereich zu entspannen und wieder auf flexible Länge zu bringen ist Voraussetzung für eine spannungsfreie gerade Haltung.

GRUNDÜBUNG

- **Position:** Strecken Sie Ihre Arme zur Seite, die Daumen zeigen nach oben, und heben Sie sie in einem Winkel von etwa 10 Grad zur Schulterlinie. Gehen Sie im schulterbreiten Stand so weit in eine Ecke, bis Ihre Hände die Wände berühren und die Finger nach hinten gedrückt werden. Machen Sie mit einem Fuß eineinhalb Schritte nach hinten und lehnen Sie sich mit dem Brustbein Richtung Ecke, bis Sie eine leichte Dehnung im Bereich der Schulter, Brust und/oder Arme spüren. Langt der Dehnungswinkel dazu nicht, gehen Sie mit beiden Füßen weiter in die Ecke.
- **Dehnen:** Gehen Sie weiter in die Ecke, um die Dehnungsintensität zu erhöhen. (1)
- **Gegenspannen:** Drücken Sie mit den Händen gegen die Wände.
- **Aktivdehnung:** Gehen Sie einen Schritt zurück, um die Hände von den Wänden zu lösen. Ziehen Sie dann die weiterhin gestreckten Arme aus eigener Kraft und immer noch im Winkel von 10 Grad nach hinten. Versuchen Sie mit dem oberen Teil der Brustwirbelsäule und mit dem Kopf so weit wie möglich nach hinten zu gehen. Vermeiden Sie dabei aber ein Hohlkreuz. (2)

VARIANTE A

Sticht es Ihnen bei der Grundübung so sehr in die Schulter, dass Sie gar nicht erst in die Dehnung kommen, üben Sie zunächst einige Tage diese Varianten. Sie verfahren dabei in allen Schritten wie in der Grundübung und halten auch die Oberarme im Winkel von 10 Grad. Allerdings beugen Sie diesmal die Ellbogen so weit, dass die Unterarme senkrecht stehen. Dadurch kommen die kleinen Brustmuskel noch mehr in die Dehnung. (3)

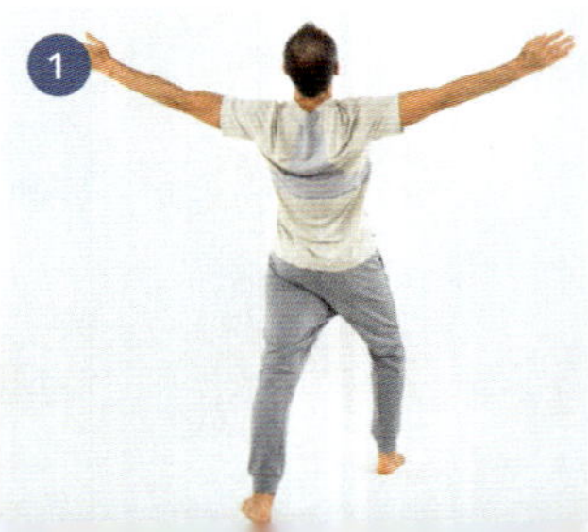

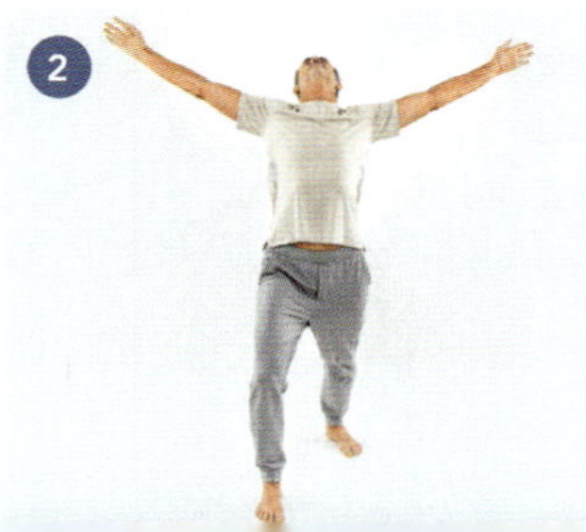

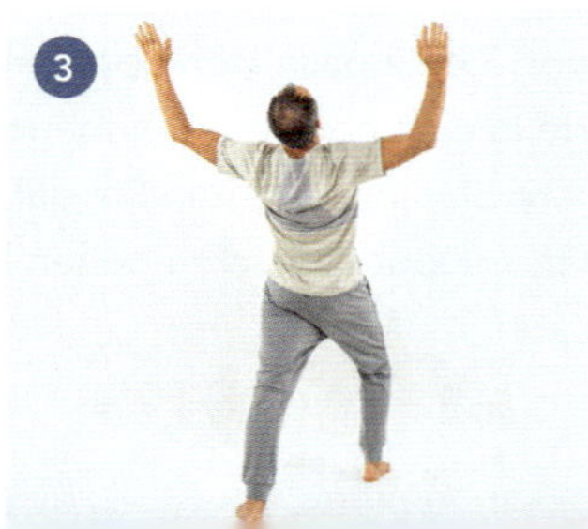

KRÄFTIGUNG UND STABILISIERUNG DER GERADEN RÜCKENHALTUNG

Diese Übung eignet sich hervorragend, um während des Sitzens oder des Stehens am Tisch die Muskeln zu trainieren, die Ihnen helfen, Ihre gerade Rückenhaltung zu entwickeln.

GRUNDÜBUNG

- **Position:** Legen Sie bei gestreckten Ellbogen Ihre Hände in Schulterbreite auf den Tisch. Normalerweise sitzen Sie dabei vermutlich vor einem Tisch mit normaler Höhe. Sie können aber auch wie auf dem Bild die Arme erhöht ablegen. Setzen Sie sich kerzengerade, soweit Sie schon dazu in der Lage sind. (1)
- **Kräftigung:** Drücken Sie nun Ihre Hände bei gestreckten Ellbogen 2 Minuten so fest wie möglich nach unten gegen die Tischplatte – wobei die Kraft stetig zunehmen soll. Richten Sie dabei Ihre Wirbelsäule immer gerader aus und ziehen Sie auch Ihr Kinn immer mehr Richtung Kehlkopf, sodass sich auch die Halswirbelsäule immer gerader ausrichtet. Wiederholen Sie diese Übung über den ganzen Arbeitstag verteilt so oft, wie Sie möchten.

VARIANTE

- **Position und Kräftigung:** entsprechend der Grundübung – nur dass Sie jetzt am Tisch stehen. (2)

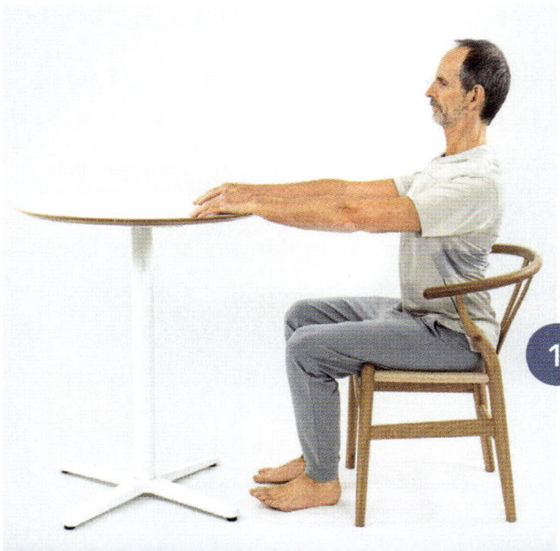

1

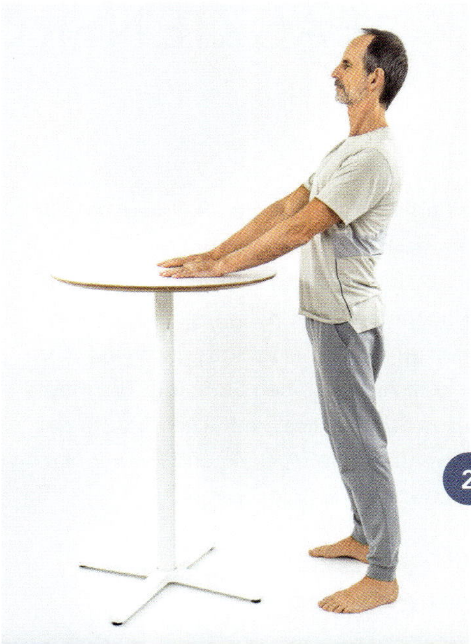

2

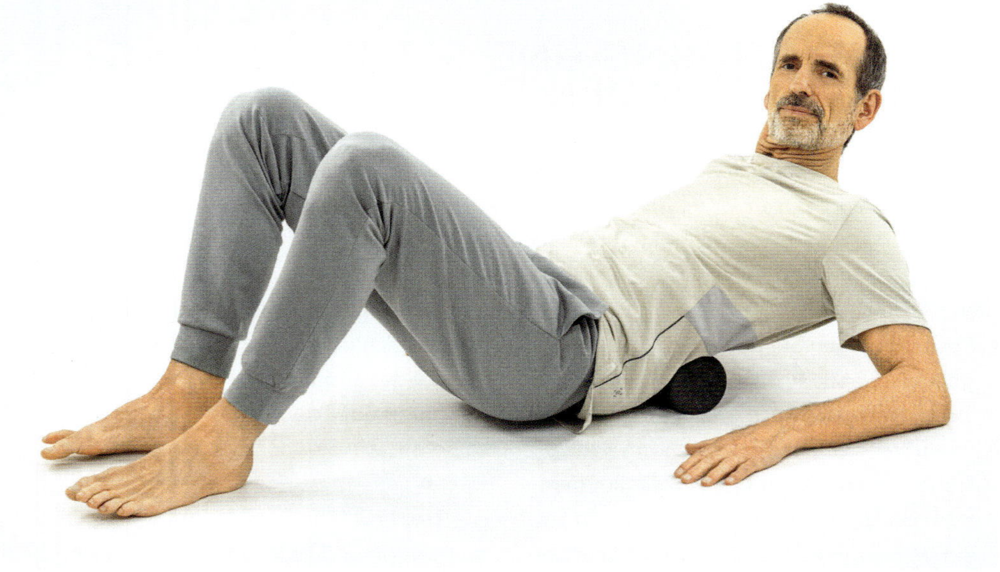

FASZIEN-ROLLMASSAGE

Wir haben unsere Faszien-Rollmassage vor allem deshalb entwickelt, um den Effekt der Dehnkräftigungsübungen zu unterstützen und Ihnen dabei zu helfen, sie besser ausführen zu können – und das gleich auf zwei Ebenen: Auf der einen Seite regt die Massage den Stoffwechsel im Rücken an, auf der anderen lässt sie Muskeln und Faszien entspannter und flexibler werden.

WIRKUNG AUF ZWEI EBENEN

Die erste Wirkungsebene ist die des Stoffwechsels. Wenn Sie Rückenschmerzen haben, dann ist das untrennbar damit verbunden, dass der Stoffwechsel in der Umgebung der Wirbelsäule heruntergefahren ist. Das liegt daran, dass der Stoffwechsel direkt von der Muskelbewegung beeinflusst wird. Diese wirkt wie eine Pumpe und unterstützt den Blutkreis-

lauf und das Lymphsystem dabei, wichtige Nährstoffe in die Peripherie des Körpers zu transportieren und Stoffwechselabfälle zurück zu den Ausscheidungsorganen zu bringen. Wussten Sie, dass wir genetisch darauf eingerichtet sind, etwa 40 Kilometer am Tag zu laufen? Unser Körper ist also schon wegen des heutigen allgemeinen Bewegungsmangels unterversorgt – durchschnittlich legen wir nur noch 800 Meter (!) am Tag zurück. Wer nun Schmerzen im Rücken hat, reduziert die Bewegung noch einmal zusätzlich, sodass der Rücken dann drastisch unterversorgt ist. Da die Muskeln, die die Bewegung des Rückens und Beckens mitbeeinflussen und sie stabilisieren, auch über das Hüftgelenk ziehen, ist mitunter auch der Stoffwechsel der Beine betroffen. Ischiasprobleme, nicht heilende Wunden und offene Beine können die Folge sein. Sie können sich das wie einen Teich vorstellen, der einen viel zu geringen Zu- und Ablauf hat und in dem Schlingpflanzen (verfilzte Faszien) wuchern: Er wird immer mehr verdrecken und degenerieren. Vergleichbares spielt sich in den Körpergeweben bei fehlender Bewegung und minimiertem Stoffwechsel ab.
Mithilfe unserer Faszien-Rollmassage regen Sie diesen Stoffwechsel gezielt wieder an. Dadurch, dass die Fasziengewebe ausgedrückt werden wie ein Schwamm, wird das »schmutzige Wasser« herausgedrückt und frisches Wasser kann aus dem Kapillarsystem nachfließen. Dadurch werden Stoffwechselabfälle (Zellreste, überschüssiges Eiweiß und andere abgelagerte Stoffe, die nicht ausgeschieden werden konnten) wieder »in Umlauf gebracht«, damit sie dorthin gelangen, wo der Körper sie verwenden, recyceln oder ausscheiden kann. Da bei Rückenschmerzen parallel der Knorpel und andere Bereiche in und um die Wirbelsäule herum hungern, wollen wir Nährstoffe und Sauerstoff dorthin »schieben«, wo der Körper sie braucht, um zu reparieren, zu renovieren oder die Vorratsspeicher zu füllen. Je mehr Sie Ihren Rücken wieder in Funktion bringen, desto mehr können unsere Übungen die Aufgabe übernehmen, für den optimalen Stoffwechsel zu sorgen.
Die zweite Ebene ist die der Muskeln und Faszien: Sie werden durch die Rollmassage zusätzlich entspannt und in Richtung zunehmende Flexibilität umstrukturiert. Durch die Faszien-Rollmassage werden sehr viele unterschiedliche Rezeptoren in den Muskeln, Faszien, Sehnen und an den Knochen aktiviert und geschaltet und dadurch eine deutlich spürbare zusätzliche Entspannung erreicht. Dieser entspanntere Zustand macht es Ihnen leichter, die korrekten Körperpositionen für die Übungen einzunehmen.

WAS IST DAS BESONDERE AN DER FASZIEN-ROLLMASSAGE?

Es gibt zwei Besonderheiten an der von uns entwickelten Faszien-Rollmassage. Die erste ist die Verwendung der von uns entwickelten Rollen und Kugeln. Ihre Form und Festigkeit machen es überhaupt erst möglich, diejenigen Ergebnisse zu erreichen, die Sie sich wünschen. Mehr zu den Hintergründen erfahren Sie ab **Seite 109**.

Die zweite Besonderheit ist die spezielle Rolltechnik. Wir rollen immer in eine Richtung, nämlich in die Rückflussrichtung des Blutes, die auch die Richtung des Lymphflusses ist. Wir rollen sehr langsam und sehr fest. Wenn überhaupt, dann ist es nur so möglich, den Stoffwechsel »anzuschieben«. Denn die Zwischenzellräume sind so winzig, dass die Flüssigkeit nur eine Chance hat, wirklich »mitbewegt« zu werden, wenn der Strömungsdruck hoch genug und die Vorwärtsbewegung langsam genug ist.

Dieses sehr langsame Rollen hat noch einen weiteren wichtigen Vorteil: Es wirkt sich auf die Arbeit der Fibroblasten aus. Diese Fibroblasten sind die »Spinnentierchen«, wie wir immer sagen, die die Faszie bauen und auch je nach Bedarf umbauen – Fäden wegnehmen, parallel hinzufügen, Bündel gestalten –, die also das Fasziengeflecht permanent verändern (**siehe Seite 20**).

Wer ist der Baumeister, der den Fibroblasten vorgibt, was zu tun ist? Natürlich die Bewegung und die aus ihr resultierenden Belastungen. Steigt die Belastung, werden die Faszien verstärkt, sinkt sie, werden die Faszien abgebaut. Und jetzt wird es spannend. Finden nämlich bestimmte Bewegungen nicht mehr statt, werden manche Gelenkwinkel nicht mehr eingenommen, dann entartet die Faszie: Sie verfilzt – ähnlich wie ein herrlich weicher, dehnbarer Wollpullover zu einem kratzenden, steifen Etwas mutiert, wenn er zu heiß gewaschen wird. Die wohlgeordnete, flexible Faszienstruktur, vergleichbar mit der einer hochelastischen Damenstrumpfhose, verfilzt zunehmend, verklebt und wird immer unnachgiebiger, steifer und fester.

Die Rollmassage regt den Stoffwechsel an, wirkt entspannend und vermittelt Ihnen ein gutes Körpergefühl.

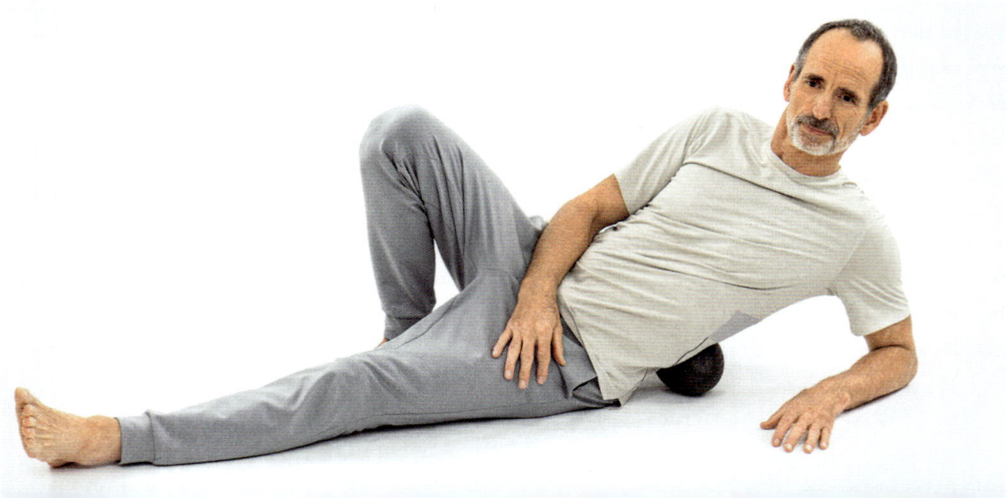

Die Faszienforschung fand heraus, dass die Flimmerhärchen an den Fibroblasten eine mitgestaltende Wirkung besitzen. Die Winkelveränderung dieser Härchen, hervorgerufen durch die Zwischenzellflüssigkeit, welche die Fibroblasten umströmt, ist anscheinend ein Auftragssignalgeber. Man weiß, dass bei Winkelveränderungen dieser Flimmerhärchen von weniger als 30 Grad ein Fibroblast beginnt, Fasern abzubauen. Da wir sehr langsam rollen – und deswegen die Flimmerhärchen vermutlich in der langsamen Strömung nur wenig bewegt werden –, gehen wir davon aus, dass unser Rollen dazu beiträgt, dass überflüssige, verfilzte Fasern weggenommen werden. So kann die Faszie – auch in Verbindung mit den Übungen – viel schneller wieder in Richtung Flexibilität umgebaut werden. Da die Verfilzungen als überschüssige Fasern zu betrachten sind, resultiert aus deren Abbau keine Schwäche, sondern genau die richtige Widerstandsfähigkeit – so unser Erklärungsmodell.

ZUM TAGESAUSKLANG

Wir gehen davon aus, dass Sie unsere Rollmassagen lieben lernen. Sie können Sie begleitend zum Tagesausklang – gern gemeinsam rollend – mit Gesprächen, Musikhören oder auch Fernsehen kombinieren und anschließend völlig entspannt schlafen.

SO WENDEN SIE DIE FASZIEN-ROLLMASSAGE AN

- Rollen Sie die in den folgenden Übungen angegebenen Bereiche in Richtung der auf den Illustrationen gezeigten Pfeile. Mit der Medi- und Mini-Rolle rollen Sie immer in eine Richtung. Mit der Medi- und der Mini-Kugel rollen Sie in kleinen Spiralen entlang einer vorgegebenen Linie. Dabei werden die Faszien und Rezeptoren in diesem Bereich eher punktuell ausgedrückt und die Zwischenzellflüssigkeit wird verdrängt.
- Mit der Kugel-Rolle rollen Sie – wie bei der Kugel – in eine Richtung, heben und senken dabei aber jeweils das eine und das andere Ende, sodass Sie gleichzeitig seitliche Flüssigkeitsverschiebungen erzeugen.
- Bleiben Sie beim Rollen immer in Bewegung. Nur wenn Sie das Verlangen verspüren, den Druck länger an einer Stelle zu genießen, verweilen Sie so lange, wie es sich gut anfühlt und die Entspannung sich bemerkbar macht.
- Nehmen Sie sich am besten so viel Zeit, dass Sie so langsam wie möglich rollen können – kurz vor dem Stehenbleiben.
- Weder für die Dauer noch für die Häufigkeit gibt es eine Begrenzung. Da wir uns heutzutage viel weniger bewegen als genetisch vorgesehen, können wir im Gegenteil nur hoffen, dass wir mit häufigem Rollen einigermaßen dicht an den Bereich herankommen, in dem unser Körper seine Gesundheit entfalten kann.

Die Schwerkraft oder die eigene Kraft nutzen

Es gibt zwei Möglichkeiten, einen hohen Anpressdruck aufzubauen:

- Sie nutzen die Schwerkraft, geben Ihr Gewicht auf die Rolle oder Kugel ab und stellen oder legen sich dafür auf den Boden oder lehnen sich gegen eine Wand. Solange es Ihnen schwerfällt, sich am Boden abzustützen, sollten Sie an der Wand üben, um die richtige Intensität leichter kontrollieren zu können. Das Abstützen am Boden sollten Sie aber immer wieder ausprobieren. Stützen Sie sich zunächst vor allem auf Ihre Knie und Unterarme und legen Sie Ihren Körper so weit wie nötig auf dem Boden ab. Der Rest ergibt sich durch stetiges Ausprobieren. Die Belohnung – über die Schmerzfreiheit hinaus – ist eine Bewegungsfitness, die immer besser wird und Ihren Alltag zunehmend leichter macht.
- Beim Rollen ist es wichtig, dass Sie jederzeit Kontrolle über die Höhe des Anpressdruckes haben, denn die durch das Rollen ausgelöste Schmerzintensität muss ja unter 10 bleiben und wenn möglich größer als 8 sein. Letzteres ist hier allerdings nicht so entscheidend wie bei den Übungen und der Light-Osteopressur.
- Stellen Sie bitte auch sicher, dass Sie nicht abrutschen oder gar fallen können.
- Oder Sie greifen die Rolle oder Kugel und pressen sie, während Sie rollen, gegen den entsprechenden Körperbereich. Setzen Sie dafür bitte möglichst alle Finger beider Hände gleichzeitig ein. Das geht natürlich nur in Körperpositionen, in denen Sie sich nicht mit einer Hand abstützen müssen. Beide Hände gleichzeitig zu benutzen, ist wichtig, weil Sie nur so den Druck mit einer Hand halten können, während die andere schon weiterwandert, um die Rolle weiterzubewegen. Ansonsten würden Sie den Druck beim Umgreifen unterbrechen und die beabsichtigte Verschiebewelle der Zwischenzellflüssigkeit würde zurückfluten.

Wann immer es Ihnen möglich ist, sollten Sie die Schwerkraftvariante nutzen, da Sie so einen höheren Druck erzeugen können und während der Vorwärtsbewegung nicht umgreifen müssen.

DAS BRAUCHEN SIE FÜRS ÜBEN

- 10 bis 15 Minuten Zeit und Ruhe.
- Je nach den Varianten, die Sie üben möchten, einen Platz auf festem Boden, eine Wand, an die Sie sich lehnen können, einen Stuhl oder ein anderes Sitzmöbel.
- Vor allem unser Faszien-Rollmassage-Set – oder alternative Hilfsmittel (**siehe Seite 54 ff. und 109 ff.**).
- Wenn Sie Ihre Möglichkeiten erweitern möchten: zusätzlich die Maxi-Rolle und die Kugel-Rolle.

WARUM WIR DIE FASZIENROLLEN UND DRÜCKER ENTWICKELT HABEN

Wie die Schlaufe, der Rücken- und der Knieretter gewährleisten auch die Rollen und das Drücker-Set, dass Sie sich als medizinischer Laie selbst erfolgreich behandeln können.

Unser Ziel ist, dass immer mehr Menschen dazu in der Lage sind, sich selbst von ihren Schmerzen zu befreien. Unser erster Schritt dorthin war, Patienten und Schmerzleidenden unsere speziell dafür entwickelten Übungen beizubringen und diese im Laufe der Jahre aufgrund der dabei gemachten Erfahrungen immer weiter zu optimieren. Die Übungen müssen möglichst leicht nachvollziehbar und umsetzbar sein, dabei aber in kürzester Zeit die größtmögliche Wirkung – also Schmerzreduzierung – erzielen können. Dieses Prinzip übertrugen wir im nächsten Schritt auf die Faszien-Rollmassage und schließlich auf die Osteopressur.

DIE ENTSTEHUNG UNSERER SPEZIELLEN FASZIENROLLEN

Vor einigen Jahren begann der Boom mit den Faszienrollen im Zuge der Ergebnisse aus der Faszienforschung. Auch wir wollten natürlich unseren Schmerzpatienten damit helfen. Deshalb experimentierten wir mit den unterschiedlichsten Rollen, fanden aber, dass die meisten viel zu hart waren und die wenigen weichen, die es gab, zu weich. Außerdem hatten sie so große Durchmesser, dass man mit ihnen tendenziell über die Zwischenzellflüssigkeit hinwegrollt, statt diese zu verschieben. Ich (Roland) holte also mein Ingenieurswissen hervor und begann, Rollen und Kugeln zu entwerfen, die unseren Schmerzpatienten bestmöglich helfen würden.

Das Ergebnis war ein vierteiliges Set, bestehend aus zwei Rollen und zwei Kugeln von unterschiedlicher Größe. Form und Festigkeit der Rollen und Kugeln sind so konzipiert, dass sie die Anforderungen unserer Therapiemethode perfekt erfüllen.

Das Basis-Vierer-Set

- Die **Medi-Rolle** hat einen deutlich kleineren Durchmesser als herkömmliche Rollen. Ihre umlaufende Vertiefung macht es Schmerzpatienten erst möglich, in Bereichen hoher Empfindlichkeit trotzdem sehr festen Druck aufzubauen. Die Rolle ist für beste Ergebnisse an der Oberfläche zunächst weicher und wird nach innen hin immer fester.
- Die **Mini-Rolle** ist deutlich fester als die Medi-Rolle und dadurch in der Lage, auch

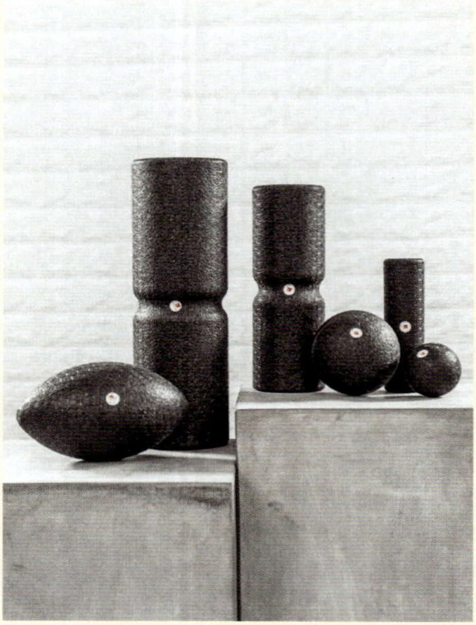

Unsere Faszienrollen (v. l.): hinten Maxi-, Medi- und Mini-Rolle, vorn Kugel-Rolle, Medi- und Mini-Kugel.

die Faszie an der Fußsohle bestmöglich »auszudrücken«, ohne die Knochenhaut der empfindlichen Fußknöchelchen zu sehr zu reizen.

- Die **Medi-Kugel** und die **Mini-Kugel** sind mit ihren Durchmessern für wichtige Bereiche des Kopfs und Beckens optimiert.

Weitere Rollen

- Zusätzlich zum Vierer-Set haben wir zwei Ausführungen von Rollen entwickelt, um zeitsparend größere Flächen zu rollen und von einer neuen Rolltechnik zu profitieren:
- Die **Maxi-Rolle** hat – wie die Medi-Rolle – eine umlaufende Vertiefung, aber einen größeren Durchmesser und ist auch viel länger. Sie eignet sich für das Ausrollen der gesamten Rumpfbreite, auch bei schwereren und großen Menschen, ermöglicht das Rollen beider Beine gleichzeitig und kann auch bei extremer Empfindlichkeit genutzt werden, da sich der Druck mehr verteilt.
- Die **Kugel**- oder **Schaukel-Rolle** ist eine echte Innovation, da nur sie das »Schaukelrollen« ermöglicht. Bei dieser Technik kommt es zu einer zusätzlichen Verdrängung der Zwischenzellflüssigkeit, da sie die Eigenschaften der Rolle mit denen der Kugel kombiniert.

Die Faszien-Rollmassage ist fester Bestandteil unserer Therapie. Sie können, wenn Sie regelmäßig rollen, Ihre Übungen besser ausführen, haben Abwechslung und gerade Ältere absolvieren quasi nebenbei ein zusätzliches Beweglichkeits- und Ansteuerungstraining.

DIE ENTWICKLUNG UNSERES DRÜCKER-SETS

Immer häufiger erlebten wir bei der Osteopressur-Behandlung, dass Patienten oder Begleitpersonen Interesse daran zeigten, sich selbst auf diese Weise behandeln zu können. Da das Drücken besser wirkt als Schmerzmittel und keinerlei negative Nebenwirkungen hat, entschlossen wir uns, eine für Laien umsetzbare Lightvariante der Osteopressur zu entwickeln.

Es wurde schnell klar, dass dafür ein Hilfsmittel notwendig war. Schon seit Jahren klagten sogar einige unserer Profis – die von uns ausgebildeten Ärzte, Heilpraktiker und Therapeuten – darüber, dass ihre Fingerkraft teilweise nicht ausreiche. Wir mussten also etwas entwickeln, mit dem auch Laien eine Chance haben, die hohe Wirksamkeit des Drückens bei der Selbstbehandlung zu erreichen.
Daraus entstand unser Drücker-Set, das es möglich macht, den Druck durch spezielle Aufsätze so zu erzeugen, dass der schmerzbefreiende Effekt ausgelöst werden kann. Obwohl für die Light-Osteopressur entwickelt, nutzen inzwischen auch von uns ausgebildete Ärzte und Therapeuten das Set, weil sie damit Kraft sparen und bestimmte Bereiche besser mit Druck versehen können.

Das Drücker-Set

Es besteht aus zwölf Teilen: Der Kugelgriff liegt in der Handfläche, sodass der Druck durch den Arm erzeugt werden kann, nicht durch die viel schwächeren Finger. Der Kegelhalter ermöglicht den Einsatz der Schwerkraft. Er wird gegen den Boden oder die Wand gelehnt, sodass nicht einmal Armkraft aufgebracht werden muss und Bereiche am Rücken, die man selbst sonst nicht erreichen könnte, auch bequem zu drücken sind.
Drei verschiedene Formen der aufsteckbaren Aufsätze (Spitze, Rundspitze, Flachspitze) decken alle nötigen Druckvarianten für alle »Körperecken« ab. Jede Form ist in weich, mittel und hart vorhanden, sodass für alle individuellen Körperzustände die passende Festigkeit zur Verfügung steht.
Auf einer Holzkonsole stehen die für die Light-Osteopressur benötigten Teile leicht erreichbar und geordnet zur Verfügung.
Inzwischen gibt es für Einsteiger auch ein Basis-Set, das nur den Kugelgriff und den Kegelhalter sowie drei Aufsätze in der mittleren Festigkeit enthält und dadurch deutlich preisgünstiger angeboten werden kann.
Wenn Sie aber ernsthaft an Selbsthilfe mit maximaler Wirkung interessiert sind, empfehlen wir Ihnen das Komplett-Set.

Maximale Hilfe zur Selbsthilfe: Unser komplettes Drücker-Set für die Light-Osteopressur zu Hause.

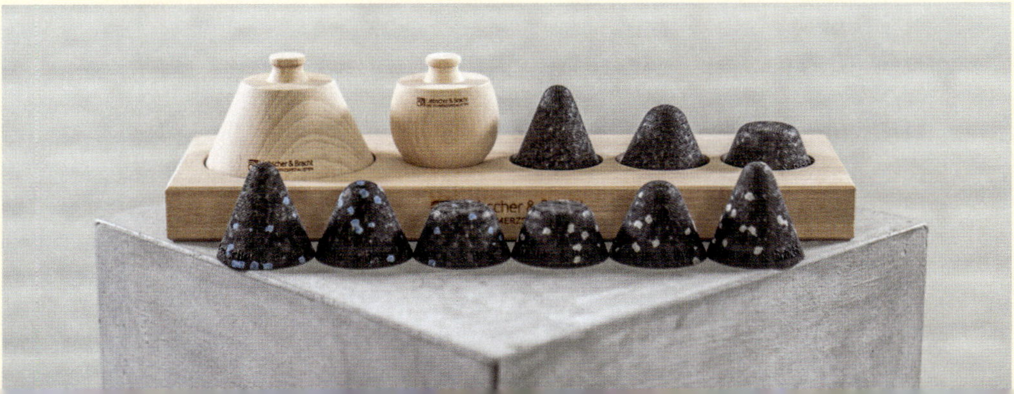

RÜCKEN

In diesen Bereich können Sie gar nicht genug Zeit investieren, um systematisch sämtliche reaktiven Anspannungen »herauszurollen«.

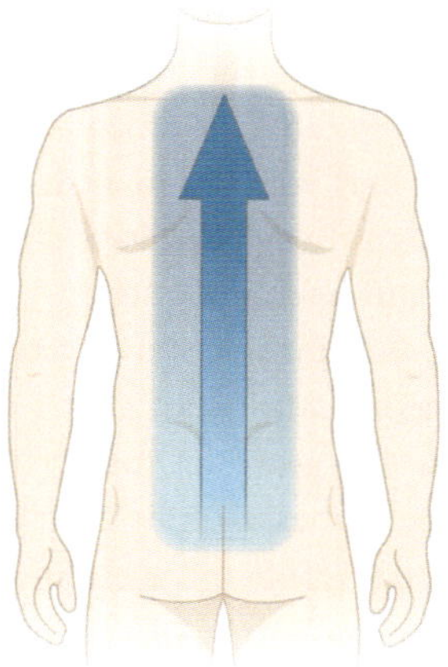

Massieren Sie mit der Medi- oder Maxi-Rolle den Rücken flächig vom Kreuzbein bis zu den Schultern.

GRUNDMASSAGE

- **Womit wird massiert?** Medi-Rolle
- **Position:** Setzen Sie sich am oberen Ende Ihrer Übungsfläche mit dem Kreuzbein auf die Rolle. Achten Sie dabei darauf, dass die Mitte des Kreuzbeins über der umlaufenden Mulde der Rolle liegt.
- **Massage:** Rollen Sie den Rücken hinauf, indem Sie auf den Füßen und Unterarmen nach »unten« laufen. Während die Rolle vom Kreuzbein nach oben »wandert«, stützen Sie sich immer mehr nach hinten ab, bis Sie auf die Unterarme kommen. (1)
- Ist die Rolle im Bereich der Brustwirbelsäule angekommen, lösen Sie die Arme vom

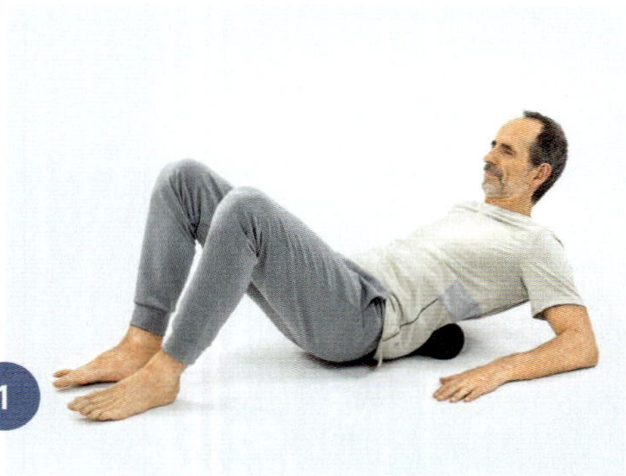

1

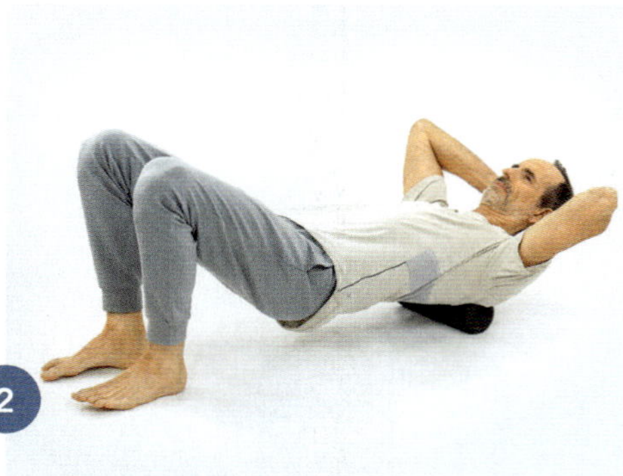

2

Boden und stützen mit den Händen Ihren Kopf. Achten Sie, wenn Sie sich dem Nacken nähern, darauf, dass Sie nicht zu plötzlich in die Mulde der Lordose der Halswirbelsäule hineinrollen oder hineinrutschen. (2)

- Wiederholen Sie die Faszien-Rollmassage gern noch einige Male und versuchen Sie auch, weitere empfindliche Bereiche aufzuspüren, indem Sie sich leicht zu den Seiten hin verlagern.
- **Darauf müssen Sie achten:** Der gerollte Bereich muss die ganze Zeit über möglichst waagerecht positioniert sein.

VARIANTE A

- Fällt Ihnen das Rollen auf dem Boden noch zu schwer, stellen Sie sich mit dem Rücken gegen eine Wand. (3) Beginnen Sie genauso wie am Boden mit gestreckten Knien, wenn möglich sogar auf den Zehenspitzen, und bewegen Sie die Rolle den Rücken entlang nach oben, indem Sie zunächst die Fersen zum Boden senken und dann die Knie mehr und mehr beugen, bis Sie keine Kraft mehr haben. Versuchen Sie, im Lauf der Zeit immer tiefer in die Kniebeuge zu gehen. So trainieren Sie gleichzeitig die so wichtige Kraft im tieferen Kniewinkel. (4) Wenn Sie den tiefstmöglichen Kniewinkel erreicht haben, lösen Sie die Rolle von der Wand, halten Sie aber an der Stelle des Rückens, an der sie gerade ist, strecken Ihre Beine wieder oder stellen sich wieder auf die Fußspitzen und lehnen sich dann wieder in der höchsten Position an die Wand. Von dort geht es weiter wie zuvor.
- Wiederholen Sie dies, bis die Rolle knapp unter dem Nacken angekommen ist.

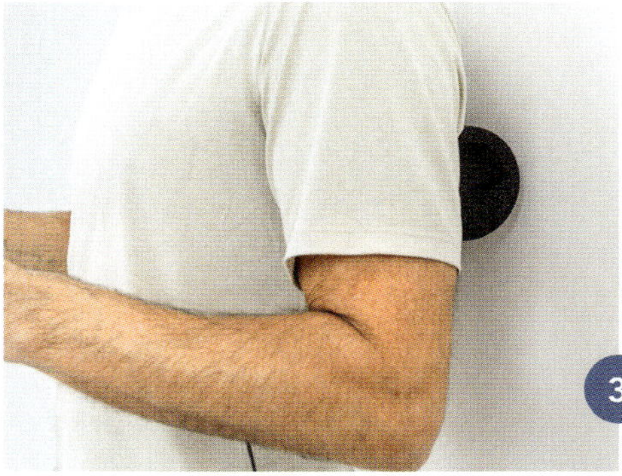

3

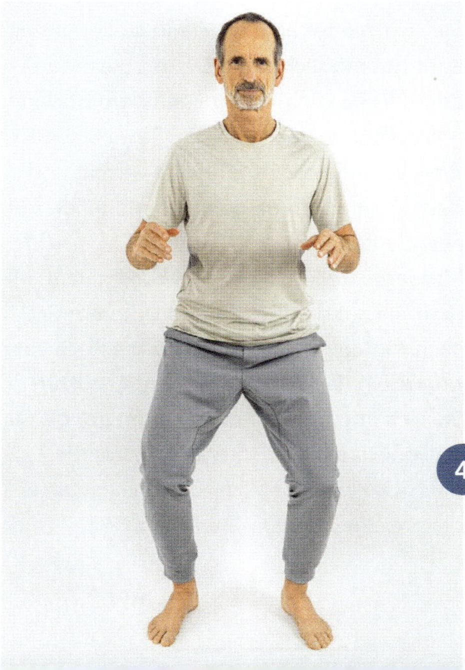

4

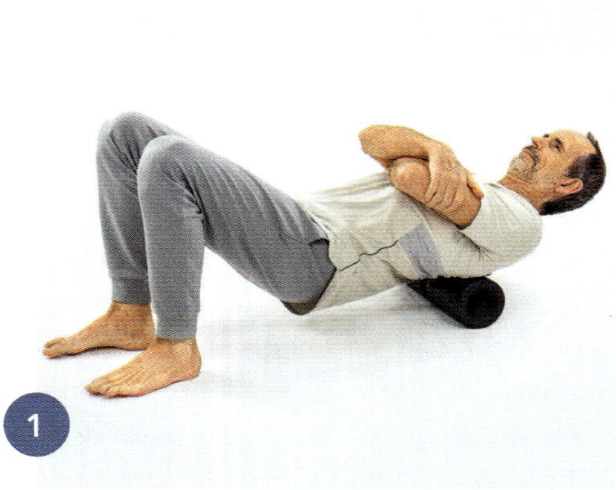

VARIANTE B

- **Womit wird massiert?** Maxi-Rolle
- **Position:** Platzieren Sie die Rolle so, dass sie möglichst weit in den Bereich zwischen dem Darmbein und dem Rippenbogen hineinrollen und drücken kann. Dafür können Sie sich wieder an eine Wand stellen. Es ist aber gut möglich, dass Sie mit dieser größeren Rolle auch »schon« auf dem Boden rollen können, weil sich die Gewichtsbelastung auf eine größere Fläche verteilt und dadurch auch an empfindlichen Stellen gut auszuhalten ist.
- **Massage:** Rollen Sie den Rücken hinauf, indem Sie auf den Füßen und Unterarmen nach »unten« laufen. Während die Rolle vom Kreuzbein nach oben »wandert«, stützen Sie sich immer mehr nach hinten ab, bis Sie schließlich auf die Unterarme kommen. (1)

Die Maxi-Rolle ist vor allem »breiter« gebauten, schwereren Menschen zu empfehlen.

VARIANTE C

- **Womit wird massiert?** Kugel-Rolle
- **Position:** Wie bei der Grundmassage.
- **Massage:** Der Ablauf mit der Kugel-Rolle gleicht dem mit der Medi-Rolle, nur dass Sie sich jetzt einfühlsam von links nach rechts bewegen – so wie es sich am besten anfühlt. Idealerweise rollen Sie so die mittlere sowie je eine links und rechts davon verlaufende Bahn an.
- Wenn die Rolle im Bereich der Brustwirbelsäule angekommen ist, können Sie die Arme wieder vom Boden abheben und mit den Händen Ihren Kopf stützen.

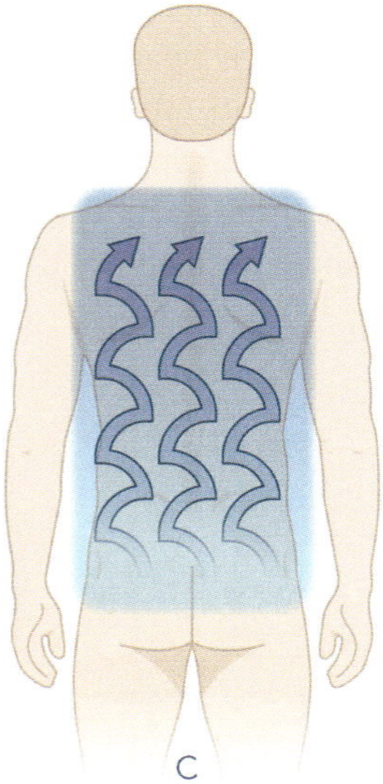

Massieren Sie mit der Kugel-Rolle flächig den Rücken und bewegen Sie sich dabei nach links und rechts (C).

VARIANTE D

Womit wird massiert? Medi-Kugel

- **Position:** Stellen Sie sich vor eine Wand und platzieren Sie die Medi-Kugel unter dem Bereich Ihres Rückens, an dem Sie eine erhöhte Druckempfindlichkeit verspüren.
- **Massage:** Rollen Sie nun wie bei der Grundmassage beschrieben den Rücken nach oben – diesmal in spiralförmigen Bewegungen. Sie können sich auch auf den Boden legen. So ist es zwar etwas schwieriger, die Spiralen anzusteuern. Dafür wird die Übung aber zu einer wertvollen Ganzkörperübung.

HINTERE UND SEITLICHE TAILLE

- **Womit wird massiert?** Kugel-Rolle
- **Position:** Legen Sie sich so, dass die Kugel-Rolle möglichst weit in den Bereich zwischen Darmbein und Rippenbogen hineinrollen und drücken kann.

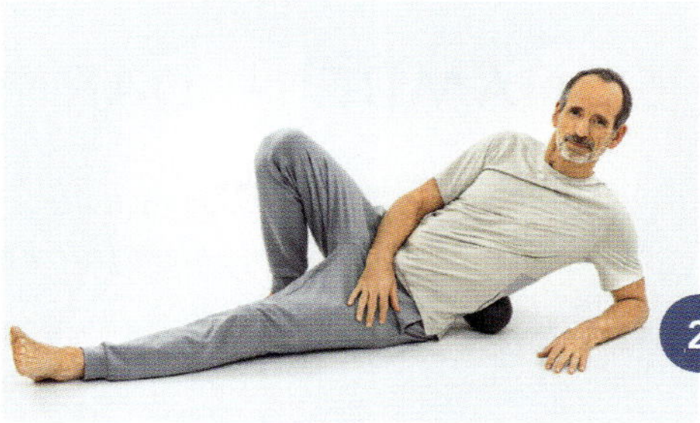

2

- **Massage:** Rollen Sie den Rücken hinauf, indem Sie auf den Füßen und Unterarmen nach »unten« laufen. Während die Rolle nach oben »wandert«, stützen Sie sich immer mehr nach hinten ab, bis Sie schließlich auf die Unterarme kommen. (2)
- Auch hier können Sie die Übung wieder alternativ an der Wand machen, wenn sie Ihnen am Boden zu beschwerlich oder die Druckkraft zu hoch ist. Dieser Bereich ist nämlich sehr empfindlich.

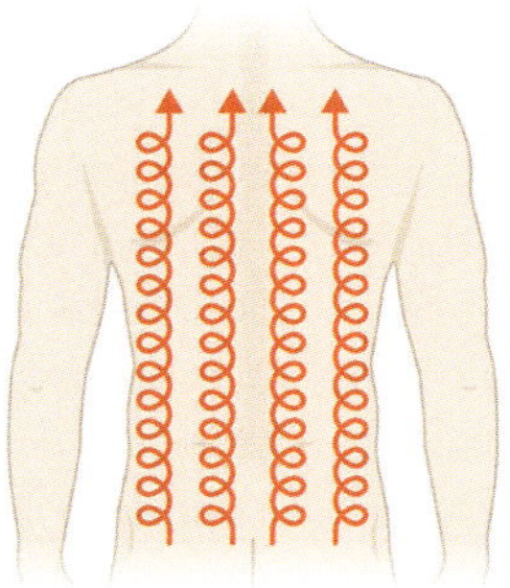

D

Massieren Sie den Rücken mit der Medi-Kugel in spiralförmigen Bahnen von unten nach oben (D).

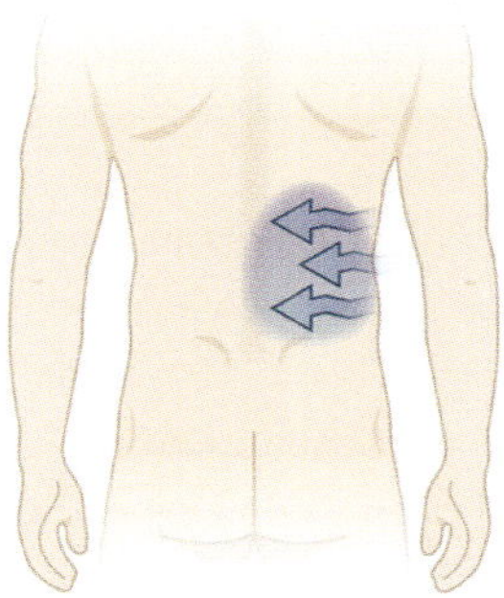

Taille

Massieren Sie die Taille auf beiden Seiten in der Seitenlage flächig mit der Kugel-Rolle.

SCHAMBEIN, DARMBEIN, RIPPENBOGEN

Diese Faszien-Rollmassage »schaltet« gleich ganz viele verschiedene Rezeptoren und entspannt so in einem Durchgang die gesamte vordere Rumpfpartie.

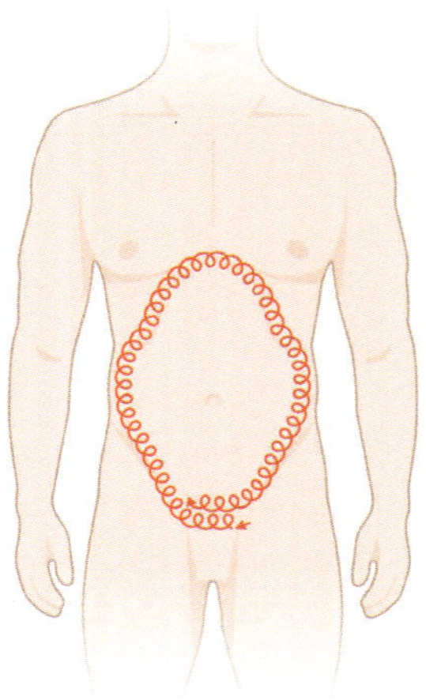

Massieren Sie in kleinen Spiralen vom Schambein nach oben zum Rippenbogen und wieder nach unten.

GRUNDMASSAGE

- **Womit wird massiert?** Mini-Kugel
- **Position:** Legen Sie sich auf den Rücken und platzieren Sie die Mini-Kugel am linken Ende Ihres Schambeins.
- **Massage:** Rollen Sie in kleinen Spiralen entlang der Kante, wobei Sie die Kugel von vorn-oben ansetzen, bis zum rechten Ende des Schambeins. Drücken Sie von oben nach unten, während Sie zum Bereich des vorderen unteren Darmbeinstachels rollen. Verweilen Sie dort, bis die Empfindlichkeit nachlässt. (1)
- Rollen Sie weiter zum Hüftstachel und verweilen Sie wieder einen Augenblick. (2)
- Anschließend rollen Sie entlang der Darmbeinkante zur Seite. Der Druck der Mini-Kugel sollte dabei Richtung Fuß zeigen.
- An der Seite wechseln Sie zur Unterkante des rechten Rippenbogens. Rollen Sie an diesem entlang bis zum Schwertfortsatz. Der Druck zeigt dabei Richtung Kopf beziehungsweise Richtung rechte Schulter – abhängig davon, an welcher Stelle des Rippenbogens Sie sind. Rollen Sie um den Schwertfortsatz sehr vorsichtig. Dieser Bereich ist meist höchst empfindlich. (3 + 4)
- Rollen Sie weiter an der Kante des Rippenbogens zur Seite – diesmal abwärts. Dort wechseln Sie auf die Oberkante des Darmbeins und rollen an ihr entlang bis zum Hüftstachel, den Sie wieder umkreisen. (5)
- Verfahren Sie beim vorderen unteren Darmbeinstachel ebenso, rollen Sie dann zurück zum Schambein und dieses noch einmal von links nach rechts ab. (6)

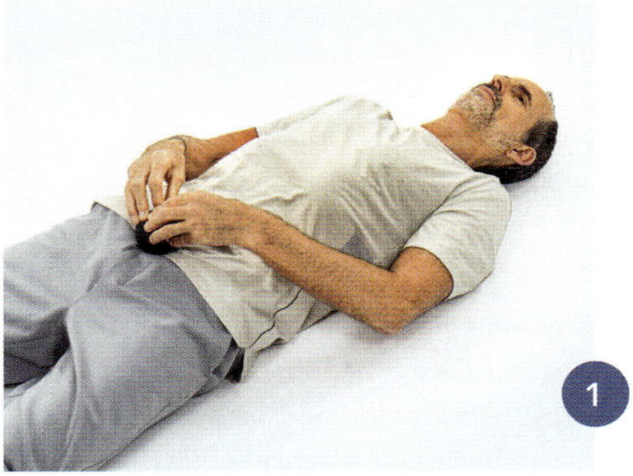
1

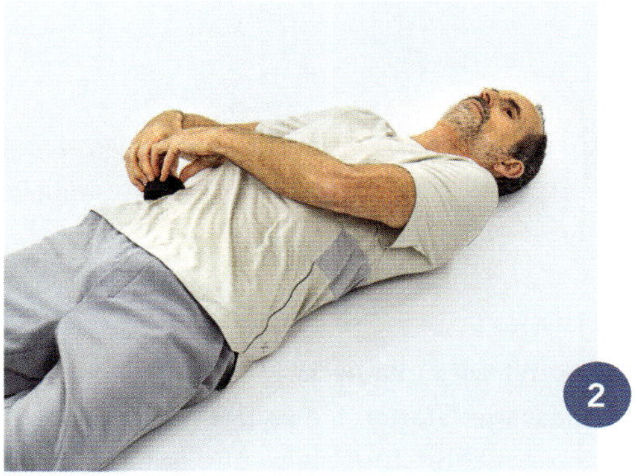
2

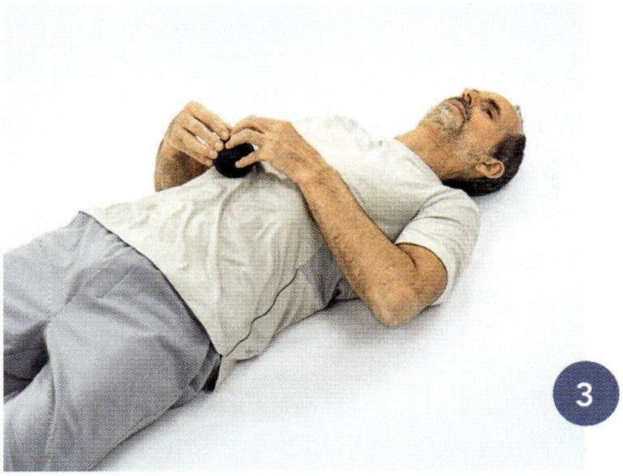
3

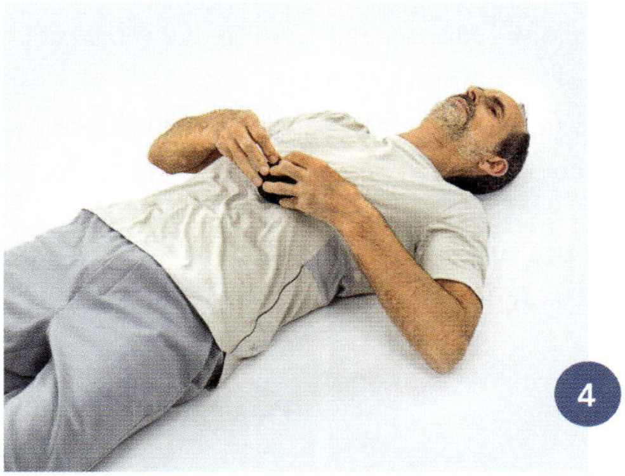
4

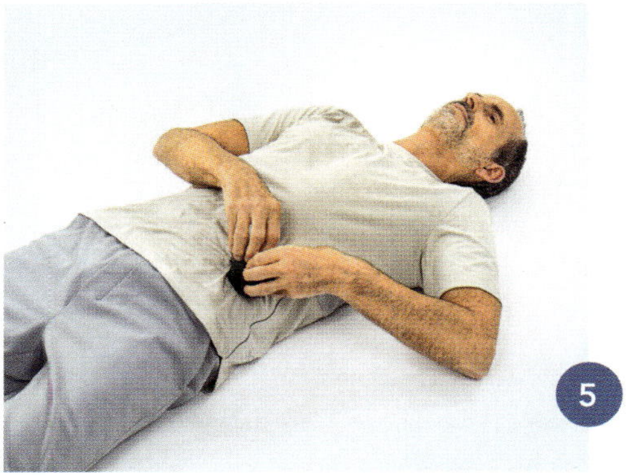
5

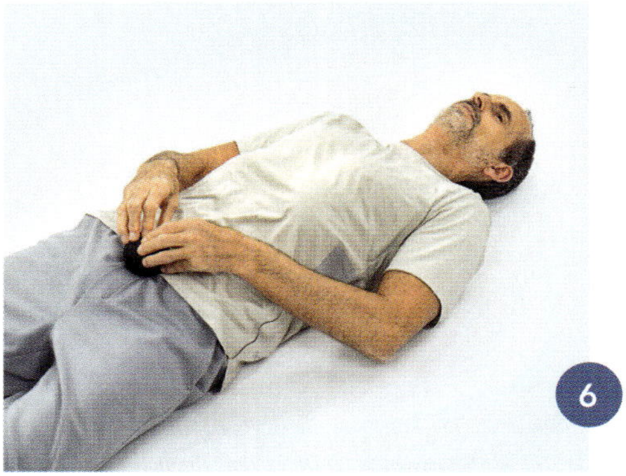
6

BRUST

Im Bereich der Rippen lassen sich mit der Mini-Kugel oder der Mini-Rolle verschiedene Spannungspunkte sehr effektiv lösen und entspannen.

VARIANTE A

- **Womit wird massiert?** Mini-Kugel
- **Massage:** Starten Sie an der Kante des unteren rechten Brustbeins und rollen Sie von dort aus in kleinen Spiralen die Kante, in die die Rippen einlaufen, entlang bis zum oberen Ende des Brustbeins. (1)
- Wiederholen Sie dasselbe anschließend auf der linken Seite des Brustbeins.

VARIANTE B

- **Womit wird massiert?** Medi-Kugel
- **Massage:** Rollen Sie vom unteren Ende des Brustbeins bis zum oberen Ende des Brustbeins gerade durch – einmal auf der linken Seite und anschließend genauso auf der rechten Seite.

VARIANTE C

- **Womit wird massiert?** Kugel-Rolle
- **Massage:** Rollen Sie, indem Sie die Kugel-Rolle quer zur Körperachse halten, beide Brustbeinseiten gleichzeitig von unten nach oben aus.

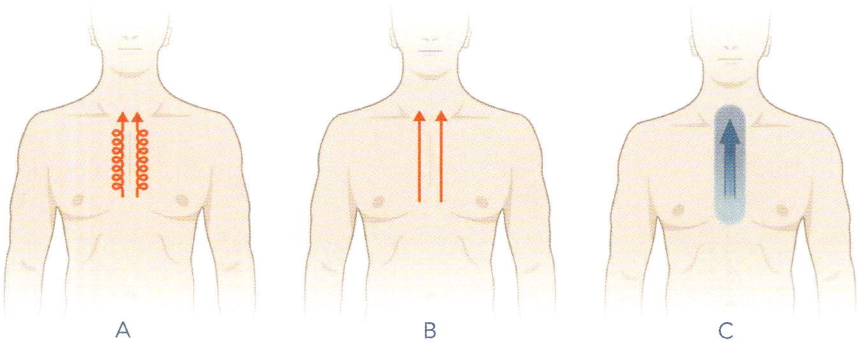

Massieren Sie seitlich des Brustbeins mit der Mini-Kugel spiralförmig (A) oder mit der Medi-Kugel gerade (B) nach oben. Alternativ massieren Sie den Bereich flächig mit der Mini-Rolle flächig (C)

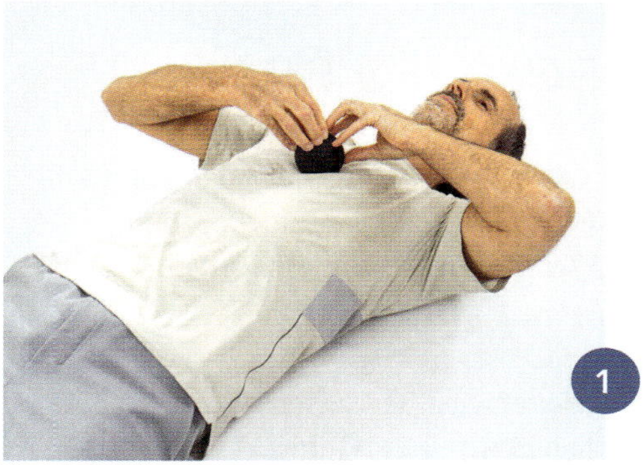

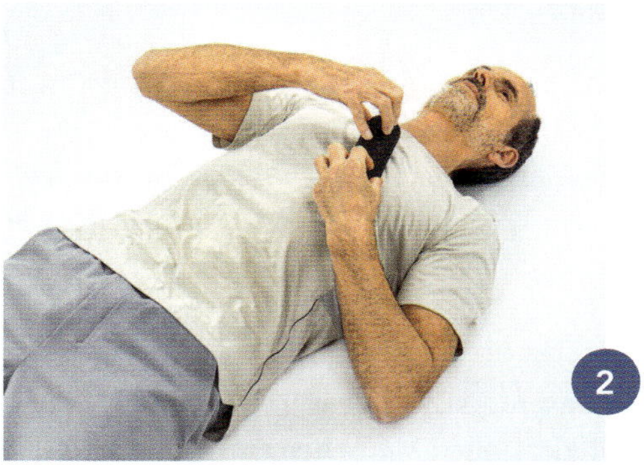

VARIANTE D

- **Womit wird massiert?** Mini-Rolle
- **Massage:** Rollen Sie ausgehend von der linken Brustbeinkante über die Brust Richtung linke Achsel und gleichen Sie den Winkel nach dem Start möglichst schnell an diese Richtung an. (2)
- Machen Sie anschließend das Gleiche auf der rechten Seite.

VARIANTE E

Womit wird massiert? Mini-Kugel

Massage: Suchen Sie achtsam rollend, auch in diesem Fall ausgehend von der Brustbeinkante, angenehm empfindliche Bereiche und verweilen Sie dort, bis die Empfindlichkeit nachlässt. Vermutlich werden Sie vor allem im Bereich unter dem Schlüsselbein fündig.

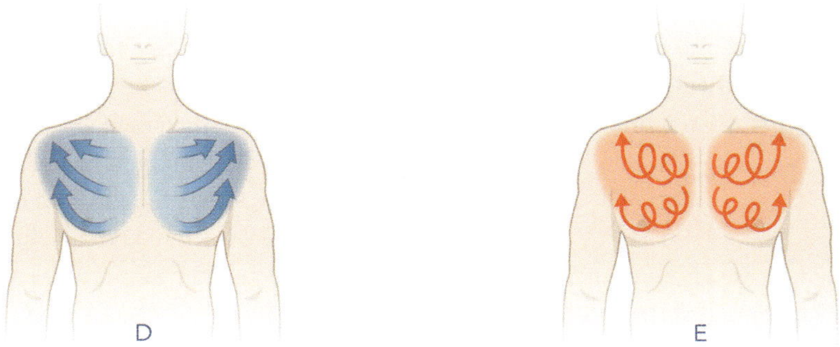

Massieren Sie die betroffene Partie mit der Mini-Rolle flächig (D) oder mit der Mini-Kugel spiralförmig (E).

DIE VISION VON LIEBSCHER & BRACHT

Jetzt haben Sie die wichtigsten Selbsthilfeübungen gegen Rückenschmerzen kennengelernt. Wir freuen uns sehr, wenn Sie die wohltuende Wirkung schon deutlich spüren. Zum Ausklang möchten wir Sie einladen, Teil unserer Vision zu werden.

All unsere Aktivitäten werden von der Vision motiviert, allen Menschen ein schmerzfreies Leben zu ermöglichen. Natürlich gibt es Ausnahmen, aber diese sind nach unserer Erfahrung wirklich selten.

Das Wort »alle« steht auch dafür, dass es unser Ziel ist, diese Therapie so bekannt zu machen, dass alle Menschen mit Schmerzen (und hier sind wirklich alle gemeint), bevor sie Medikamente nehmen – unbedingt aber, bevor sie sich operieren lassen –, sich zumindest einmal mit unserer Therapie behandeln lassen. Denn unsere Methode kann mit Sicherheit nicht schaden, und wenn sie Ihnen hilft, ist meist der Beweis erbracht, dass zu hohe Muskel- und Faszienspannungen die Schmerzursache sind und nicht andere Schädigungen oder Krankheiten – und dass Medikamente oder Operationen unnötig sind.

NICHTS ÜBERZEUGT MEHR ALS DIE EIGENE ERFAHRUNG

Neue Wahrheiten, die herkömmliche Auffassungen oder Lehren teilweise geradezu auf den Kopf stellen, werden meist sehr lange ignoriert, bevor ein allgemeines Umdenken eingeleitet wird. Mit unserer Schmerztherapie haben wir es da, Gott sei Dank, viel leichter. Denn wenn Sie direkt fühlen, dass Ihre Schmerzen weg oder kaum noch vorhanden sind, wissen Sie einfach, dass es funktioniert. Niemand kann Sie dann davon abhalten, an die Wirkung der Methode zu glauben.

Wenn wir auch Ihnen helfen konnten, bitten wir Sie darum, uns weiterzuempfehlen.

DIE BOTSCHAFT VERBREITEN

Wenn Sie aus eigenem Erleben heraus von unserer Therapie und den Selbsthilfemaßnahmen überzeugt sind, dann verbreiten Sie bitte unbedingt diese frohe Botschaft. Stimmen Sie Ihr Umfeld optimistisch, motivieren Sie Freunde, Bekannte, Eltern, Verwandte – vor allem ältere, die ja noch viel mehr und meist völlig unnötig leiden –, es einfach auszuprobieren, die Übungen zu machen oder sich, um ganz sicher zu sein, von einem der von uns ausgebildeten Ärzte, Heilpraktiker oder Therapeuten behandeln zu lassen. Empfehlen Sie auch unsere kostenfreien Übungen auf YouTube, denn so kann sich jeder selbst davon überzeugen, ob sie ihm oder ihr helfen oder nicht! Berichten Sie auch Ihrem Hausarzt oder Physiotherapeuten, dass Ihnen unsere Selbsthilfemaßnahmen bei Ihren Schmerzen geholfen haben!

GEMEINSAM ZUM ZIEL

Die Mitarbeiter in unserem Unternehmen, wo unsere Aktivitäten koordiniert werden, die Ausbildungen durchgeführt und unsere Schmerztherapiepartnerinnen und -partner sowie alle interessierten Schmerzleidenden betreut werden, haben alle das gleiche Ziel: allen Menschen ein schmerzfreies Leben zu ermöglichen. Wir alle zusammen können es schaffen, jedem die Möglichkeit zu eröffnen, diese völlig natürliche, schmerzmittel- und OP-freie Alternative zu den herkömmlichen Verfahren kennenzulernen und sich zu entscheiden, sie einfach auszuprobieren.
Wenn Sie ehrlich überzeugt, vielleicht sogar begeistert sind, weil Sie es selbst erlebt haben, dann seien Sie dabei und helfen Sie, allen Menschen die Chance auf ein schmerzfreies Leben zu geben.
Im Namen aller, die bisher völlig unnötig ein Leben voller Schmerzen führen, danken wir Ihnen dafür.

Ihre Petra Bracht und
Roland Liebscher-Bracht

WIR SIND IMMER FÜR SIE DA

Bitte vergessen Sie nicht: Bei Unsicherheiten aller Art, bei Fragen und allem, was Sie interessiert – und natürlich, wenn Sie sich zunächst von uns oder einem unserer Partnert-Terapeuten behandeln lassen wollen –, sind wir von Liebscher & Bracht für Sie da. Sie können sich so lange behandeln lassen, bis Ihr Problem gelöst ist. Oder Sie kommen zunächst nur einmal, um sicher zu sein, dass unsere Therapie hilft, oder um sich von uns die Selbsthilfetechniken zeigen zu lassen.
Sie können und sollen sich natürlich mit diesem Buch auch direkt selbst behandeln – bei anderen Beschwerden vielleicht mit einem unserer anderen Bücher sowie mit den zahlreichen Videos in YouTube oder auf unserer Internetseite im Premium-Übungsbereich mit Programmen und Livetrainings mit mir (Roland), den es auch als App gibt. Sie können die Liebscher & Bracht-Übungsgruppen besuchen. Oder Sie können all diese Möglichkeiten – die es jetzt schon oder in Zukunft gibt – so kombinieren, wie Sie möchten.
Im Liebscher & Bracht-Therapeutenn-Finder auf unserer Website finden Sie von uns ausgebildete Ärzte, Heilpraktiker, Physio- und andere Therapeuten (**www.liebscher-bracht.com**). Sie alle unterziehen sich einer permanenten Qualitätssicherung und einmal im Jahr unseren Prüfungen.

WIR BEGLEITEN SIE GERN!

Wir möchten Ihre lebenslangen Begleiter für Ihre Schmerzfreiheit sein. Dazu bieten wir Ihnen alle Unterstützung, die Sie benötigen. Mehr dazu unter: **www.liebscher-bracht.com**

Unsere Gratisangebote

- Übungsanleitungen und Informationen in über 870 YouTube-Videos.
- Aufklärende Artikel und Videos, die zudem unter den jeweiligen Schmerz-Suchbegriffen im Internet abrufbar sind.
- Vorträge im deutschsprachigen Raum.
- Die Beantwortung Ihrer Fragen bei unserem Liebscher & Bracht-Service oder bei den Therapeuten-Partnern, die qualitätsgesichert nach unserem therapeutischen Goldstandard arbeiten.

Sie möchten mehr lernen?

- Lesen Sie neben diesem Ratgeber unsere weiteren Bücher (**siehe Seite 123**).
- Trainieren Sie mithilfe unseres Premium-Übungsbereichs bis zu sieben Effizienzschritten und anhand der detailliert ausgearbeiteten 14- oder 28-tägigen Schmerzfrei-Trainingsprogramme sowie Live-Trainings mit mir (Roland).
- Nutzen Sie die Schmerzfrei-Hilfsmittel, die auf **Seite 54 ff.** näher beschrieben sind.
- Sie sind begeistert? Erkundigen Sie sich bei uns nach den Ausbildungen, auch zum Liebscher & Bracht-Heilpraktiker..

SIE WÜNSCHEN SICH ERST EINMAL HILFE?

- Lassen Sie sich von einer/m der bei uns ausgebildeten ÄrztInnen oder TherapeutInnen – unseren Partnern – behandeln. Sie wenden die Profivariante der Osteopressur bei Ihnen an. Dadurch spüren Sie schon nach der ersten Behandlung, ob unsere Vorgehensweisen bei Ihren Schmerzen wirksam sind. So bekommen Sie Sicherheit und können sich noch einige Male behandeln lassen – oder Sie machen gleich allein weiter und helfen sich selbst.
- Sie können auch einen unserer Partner aufsuchen und sich individuell in die Selbsthilfemaßnahmen einweisen lassen. Sie zeigen Ihnen alles ganz genau. Und sie helfen Ihnen dabei, maßgeschneiderte Trainingsprogramme zu erstellen.
- Vielleicht besuchen Sie eine der von unseren Partnern und uns selbst angebotenen Übungsgruppen und lernen die Anwendung zusammen mit anderen Betroffenen.
- Sie können sich so lange, wie Sie möchten, das Wissen und/oder die Dienstleistungen oder neu entwickelten Hilfsmittel bei uns holen, die Sie benötigen, um ein schmerzfreies Leben in voller Beweglichkeit zu führen. So profitieren Sie von den schon jetzt zur Verfügung stehenden Angeboten und von allen Neuerungen, die wir entwickeln werden. Sie holen sich einfach immer das, was Sie brauchen, um frei von Schmerzen und Bewegungseinschränkungen zu sein.

BÜCHER, DIE WEITERHELFEN

Ratgeber der Autoren

Die Arthrose-Lüge;
Goldmann Verlag

Deutschland hat Rücken;
Mosaik Verlag

Ischias & ISG-Schmerzen selbst behandeln;
GRÄFE UND UNZER Verlag

Knie & Meniskusschmerzen selbst behandeln;
GRÄFE UND UNZER Verlag

Rolle dich schmerzfrei;
Goldmann Verlag

FaYo – das Faszien-Yoga;
Arkana Verlag

Intervallfasten;
GRÄFE UND UNZER Verlag

Das Kochbuch zum Intervallfasten;
GRÄFE UND UNZER Verlag

Meine Gesundheitsformel. Gesund, schlank, glücklich;
GRÄFE UND UNZER Verlag

Essen gegen Arthrose. Das Kochbuch (mit Johann Lafer);
GRÄFE UND UNZER Verlag

Klartext Ernährung (mit Prof. Dr. Claus Leitzmann);
Mosaik Verlag

DVD

Schmerzfrei.
Die 27 Liebscher & Bracht-Engpassdehnungen
Dehnung und Kräftigung für den ganzen Körper

Autoren, die bei diesen Themen weiterhelfen

Prof. Dr. C. Leitzmann:
Ernährungswissenschaften

Dr. Michael Greger:
Krankheiten/Ernährung

Christian Blank:
Elektrosmog/Schadstoffe

Dr. Arthur Coca:
Ernährung/Pulstest

T. Meyers und Dr. R. Schleip:
Faszienforschung

Prof. Dr. Vladimir Nazarow:
Bewegung/Stoffwechsel

ADRESSEN, DIE WEITERHELFEN

Liebscher & Bracht
Büro/Verwaltung
Kaiser-Friedrich-Promenade 111
D-61348 Bad Homburg
+49 (0)6172-139 59 89
service@liebscher-bracht.com

Gesundheitspraxis
Dr. med. Petra Bracht & Kollegen
Kisseleffstraße 10
D-61348 Bad Homburg
+49 (0)6172-17 10 50
info@drpetrabracht.de

fayo Büro
»food, awareness, yoga, om«
Kaiser-Friedrich-Promenade 111
D-61348 Bad Homburg
+49 (0)6172-13 95 91 02
info@fayo.de

Online-Adressen

Websites
www.liebscher-bracht.com
www.drpetrabracht.de
www.fayo.de

(Bitte umblättern)

Kostenfreie Übungen

www.liebscher-bracht.com/youtube (oder unter www.youtube.com im Suchfeld »Liebscher-Bracht« eingeben)

www.liebscher-bracht.com/instagram

www.liebscher-bracht.com/facebook

www.pinterest.de/liebscher-bracht/pinterest

www.tiktok.com/@liebscher.bracht

Bezugsquelle

shop.liebscher-bracht.com
Hier bekommen Sie ausführliche Informationen auch zu anderen Schmerzthemen und können unsere Hilfsmittel und Bücher bestellen.

QUELLEN UND STUDIEN

[1] Hoy, D., Bain, C., Williams, G., March, L., Brooks, P., Blyth, F., Woolf, A., Vos, T., Buchbinder, R.: A systematic review of the global prevalence of low back pain. Arthritis Rheum, 64 (6) (2012), 2028–2037.

[2] DAK-Gesundheitsreport 2018 (zuletzt abgerufen am 18.10.2020).

[3] Robert Koch-Institut, Berlin: Rückenschmerzen. Gesundheitsberichterstattung des Bundes 2012 (zuletzt abgerufen am 18.10.2020).

[4] Wenig, C.M., Schmidt, C.0., Kohlmann, T., Schweikert, B.: Costs of back pain in Germany. European Journal of Pain, 13 (2009), 280–286.

[5 + 6] siehe 2

[7] Straube, S., Harden, M., Schröder, H., Arendacka, B., Fan, X., Moore, R.A., Friede, T.: Back schools for the treatment of chronic low back pain: possibility of benefit but no convincing evidence after 47 years of research-systematic review and meta-analysis. Pain, 157 (10) (2016), 2160–2172.

[8] Zeit: Haste mal 'ne Ibu? Von Jakob Simman (2018) (zuletzt abgerufen am 18.10.2020).

[9] Reith, W.: Nichtspezifische Kreuzschmerzen und Chronifizierung. In: Der Radiologe 60 (2020), S. 117–122.

[10] Rando, T.A., Chang, H.Y.: Aging, rejuvenation, and epigenetic reprogramming: resetting the aging clock. Cell, 148 (1–2) (2012), 46–57.
Brunet, A., Berger, L.S.: Epigenetics of Aging and Aging-related Disease. J Gerontol A Biol Sci Med Sci, 69 (1) (2014), 17–20.

[11] Henschke, N., Maher, C.G., Refshauge K.M., Herbert, R. D., Cumming, R.G., Blaesel, J. York, J., Das, A., McAuley, J.H.: Prevalence of and screening for serious spinal pathology in patients presenting to primary care settings with acute low back pain. Arthritis Rheumatology. 60 (10) (2009), 3072–3080.

[12] Schutter, U. Dr. med.: Rückenschmerzen – Sichere Schmerztherapie in Klinik und Praxis. In: Schmerzmedizin 34 (3) (2018), S. 28–31.

[13] Die Techniker: Rücken-Operation. Acht von zehn Rücken-Operationen sind überflüssig (zuletzt abgerufen am 24.02.2020).

[14] Baber, Z.; Erdek, M.A.: Failed back surgery syndrome: current perspectives. In: Journal of Pain Research 9 (2016), 979–987.

[15] Zich, K., Tisch, T.: Faktencheck Gesundheit – Faktencheck Rücken. Rückenschmerzbedingte Krankenhausaufenthalte und operative Eingriffe. Bertelsmann Stiftung (2017).

[16] siehe 7

[17] Wilke, J., Schleip, R., Yucesoy, C.A., Banzer, W.: Not merely a protective packing organ? A review of fascia and its force transmission capacity. J Appl Physiol, 124 (1) (1985), 234–244.

REGISTER

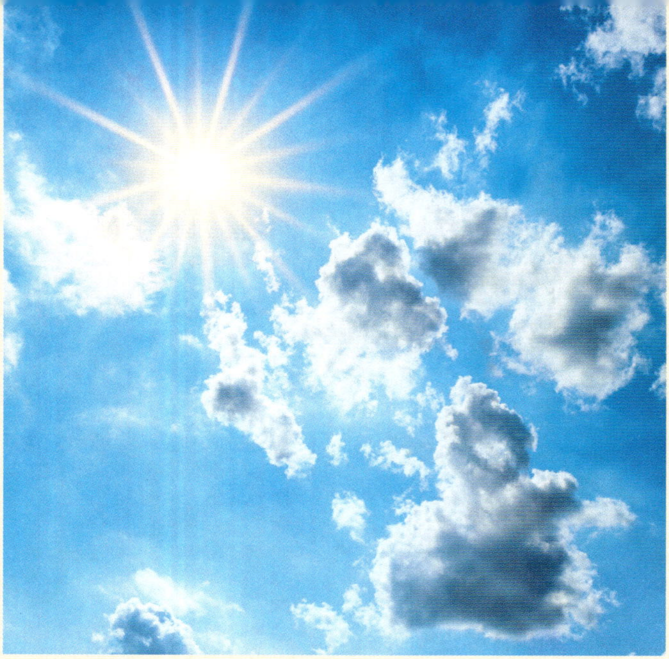

DANKE VON HERZEN

... all den vielen Helferinnen und Helfern, ohne die dieses Buch nie entstanden wäre, die wir hier leider nicht alle namentlich erwähnen können: allen voran unsere PatientInnen, die LeserInnen unserer Bücher, die Fans in den sozialen Medien sowie die TeilnehmerInnen an unseren Ausbildungen, letztlich all die UnterstützerInnen, die unsere Botschaft, wie einfach und auf natürliche Weise Schmerzen beseitigt werden können, verbreiten, weil sie es selbst an sich erlebt haben. Danke an die Therapeuten-PartnerInnen, an unsere DozentInnen, die mit vollem Einsatz unsere Inhalte anwenden, lehren und leben, sowie an unsere vielen engagierten MitarbeiterInnen im Büro und im Gesundheitszentrum in Bad Homburg, die mit großem Einsatz für unsere Vision, allen Menschen ein schmerzfreies Leben zu ermöglichen, unsere Ideenflut immer wieder kanalisieren und umsetzen. Ohne ihren unermüdlichen Einsatz für eine schmerzfreie Welt könnten wir das alles nicht auf die Beine stellen und immer weiterentwickeln.

Danke an Ulrich Ehrlenspiel und Christof Klocker von GU, dass sie unserer Schmerz-Ratgeberreihe eine Bühne geben und sich so an unserer Vision beteiligen.

Danke auch an unsere Lektorin Sylvie Hinderberger für ihr großartiges Engagement und ihre Flexibilität.

Großer Dank an unseren Sohn Raoul Bracht, Geschäftsführer von Liebscher & Bracht, der in seinen jungen Jahren unbeirrt schon wahre Welten bewegt, um uns zu unterstützen. Würde er uns nicht den Rücken freihalten – wobei ihm unser bester Freund Peter Hoenderop tatkräftig zur Seite steht –, hätten wir keine Chance.

Und danke nach oben, denn ohne diese Unterstützung wäre das alles gar nicht möglich. Nicht in der Vergangenheit, nicht heute und nicht in der Zukunft.

IMPRESSUM

GU ist eine eingetragene Marke der GRÄFE UND UNZER VERLAG GmbH, www.gu.de

ISBN 978-3-8338-7613-4
9. Auflage 2024

Projektleitung: Christof Klocker
Lektorat: Sylvie Hinderberger
Layout & Umschlaggestaltung: independent Medien-Design GmbH, Horst Moser, München
Bildredaktion:
Nele Schneidewind
Herstellung: Petra Roth
Satz: Christopher Hammond
Reproduktion: Medienprinzen GmbH, München
Druck und Bindung: Firmengruppe APPL, aprinta druck, Wemding

Die GU-Homepage finden Sie unter www.gu.de

Bildnachweis

Fotoproduktion:
by Liebscher & Bracht
Illustrationen: Florian Hauer

Weitere Bilder:
Getty Images: Seite 32 und 36; Istockphoto: Seite 3, 8, 14, 16, 24 und 38.; shutterstock: Seite 126; Katharina Werner: Seite 4 (Porträt).

Syndication:
www.imageprofessionals.com

Wichtiger Hinweis

Die Anregungen in diesem Buch stellen die Meinung der Verfasser dar. Sie wurden nach bestem Wissen erstellt und mit größtmöglicher Sorgfalt geprüft. Sie bieten jedoch keinen Ersatz für persönlichen medizinischen Rat. Jede(r) Leser(in) ist für das Tun selbst verantwortlich. Weder Autoren noch Verlag können für eventuelle Nachteile, die aus den im Buch gegebenen Hinweisen resultieren, eine Haftung übernehmen.

Ein Unternehmen der
GANSKE VERLAGSGRUPPE

QUALITÄTS GARANTIE

LIEBE LESERINNEN UND LESER,

wir wollen Ihnen mit diesem Buch Informationen und Anregungen geben, um Ihnen das Leben zu erleichtern oder Sie zu inspirieren, Neues auszuprobieren. Wir achten bei der Erstellung unserer Bücher auf Aktualität und stellen höchste Ansprüche an Inhalt und Gestaltung. Alle Anleitungen und Rezepte werden von unseren Autoren, jeweils Experten auf ihren Gebieten, gewissenhaft erstellt und von unseren Redakteur*innen mit größter Sorgfalt ausgewählt und geprüft.

Haben wir Ihre Erwartungen erfüllt? Sind Sie mit diesem Buch und seinen Inhalten zufrieden? Wir freuen uns auf Ihre Rückmeldung. Und wir freuen uns, wenn Sie diesen Titel weiterempfehlen, in Ihrem Freundeskreis oder bei Ihrem Online-Kauf.

Sollten wir Ihre Erwartungen so gar nicht erfüllt haben, tauschen wir Ihnen Ihr Buch jederzeit gegen ein gleichwertiges zum gleichen oder ähnlichen Thema um.

KONTAKT ZUM LESERSERVICE

GRÄFE UND UNZER VERLAG
Grillparzerstraße 12
81675 München
www.gu.de

MEHR ENERGIE, MEHR WOHLBEFINDEN!

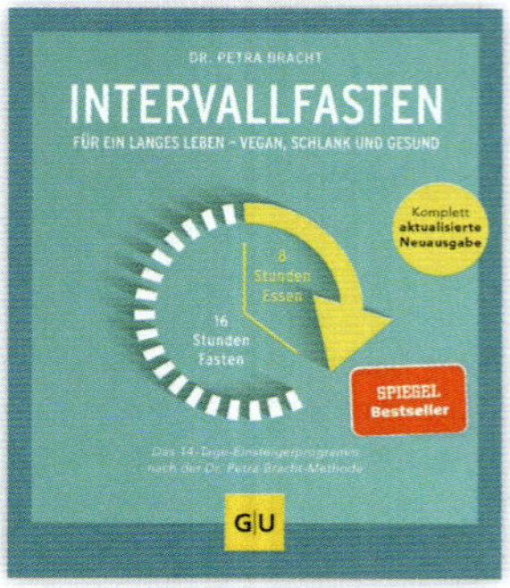

ISBN 978-3-8338-7417-8

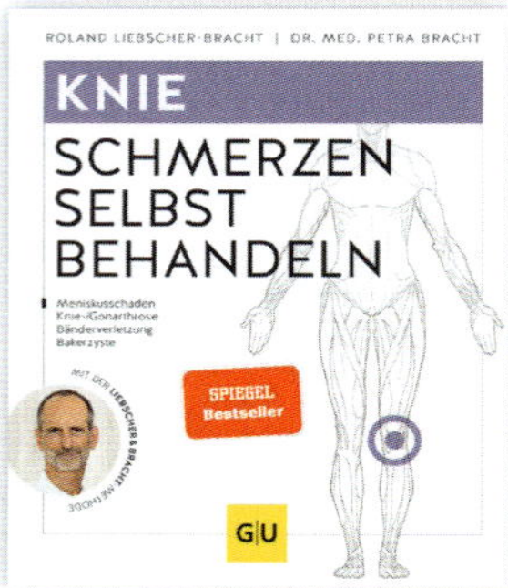

ISBN 978-3-8338- 7250-1

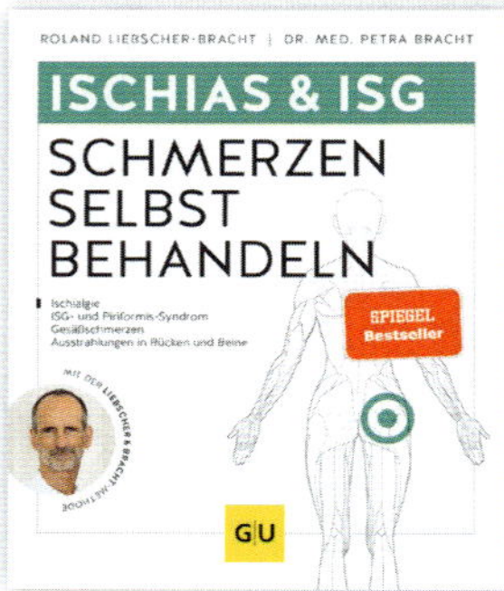

ISBN 978-3-8338-7249-5

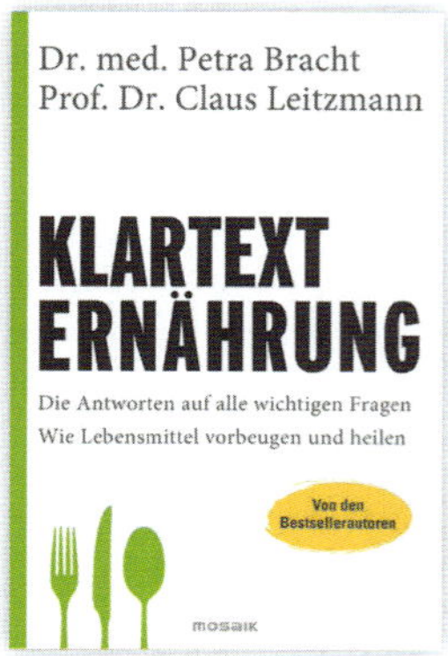

ISBN 978-3-442-39359-6

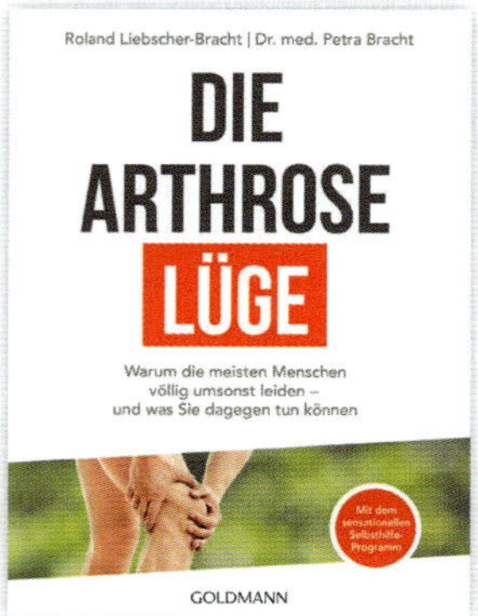

ISBN 978-3-442-22225-4

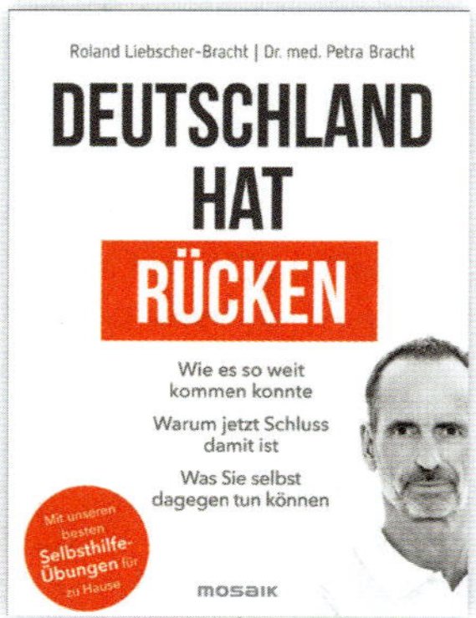

ISBN 978-3-442-39344-2

e Alle hier vorgestellten Bücher sind auch als eBook erhältlich.

G|U

Mehr von GU auf **www.gu.de** und **facebook.com/gu.verlag**